Barbara Rias-Bucher

Gesund und leicht
Die Darmdiät

**Mit ballaststoffreicher Kost entschlacken und die Blutfette senken.
Für einen gesunden Darm und ein starkes Immunsystem**

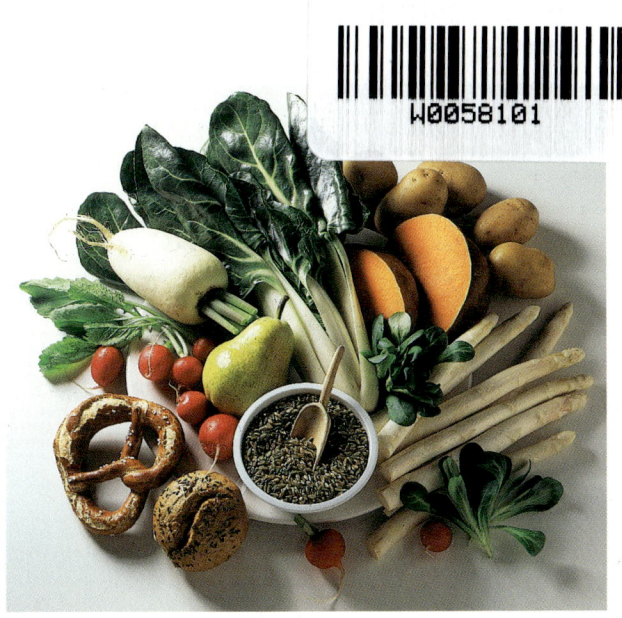

Südwest

Inhalt

Keime, Körner, Kräuter: wichtige Lieferanten von Faserstoffen.

So raffiniert kann ballaststoffreiche Kost sein: Linsensuppe mit Kokosnuss und Ananas.

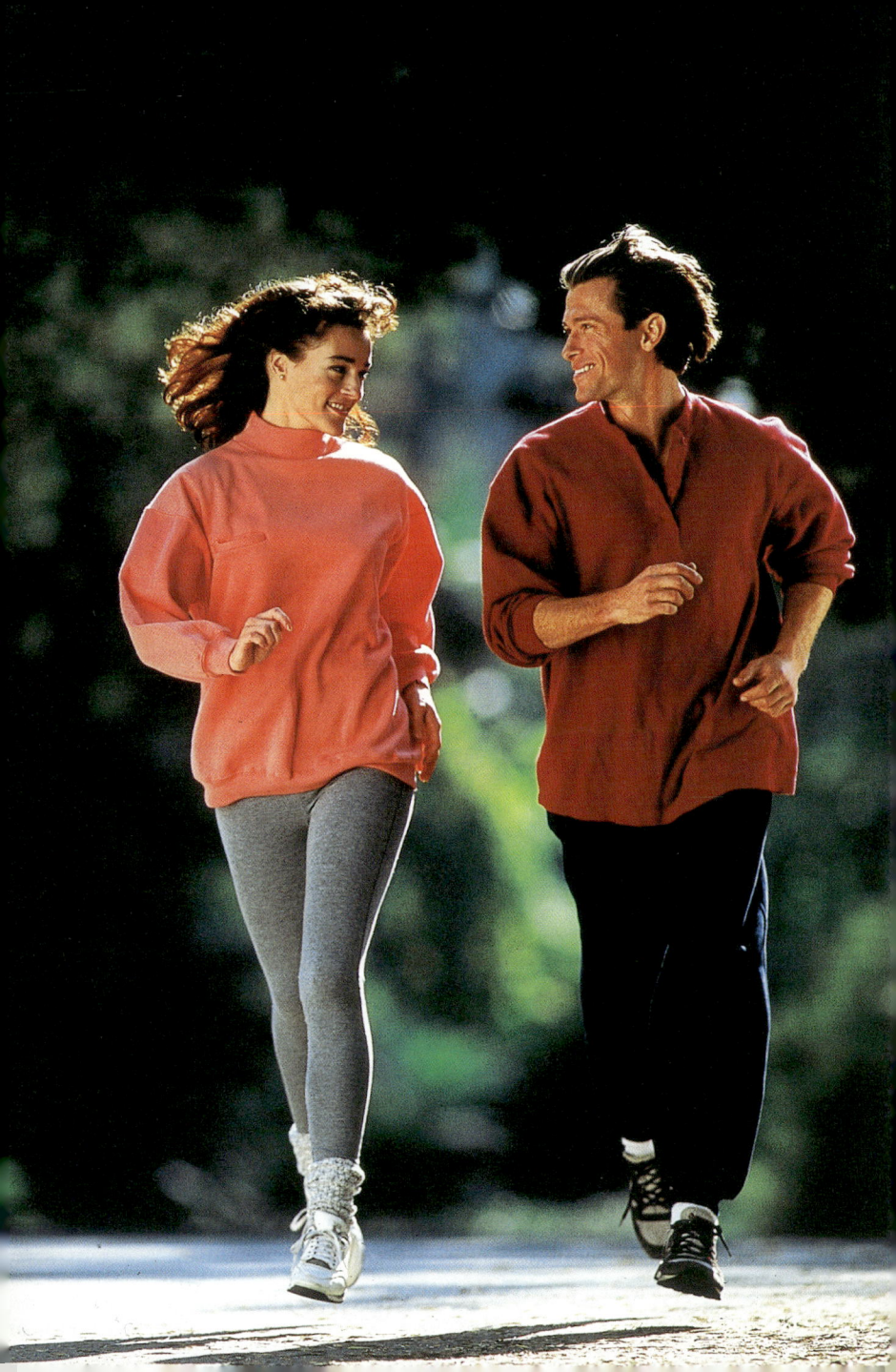

Fit durch richtige Ernährung

Viele Menschen leben heutzutage bewusster – ohne Nikotin, mit weniger Alkohol und mehr Sport. Natürlich gehört dazu auch eine vernünftige, moderne Ernährung, die Freude macht, weil sie Wohlbefinden und Leistungsfähigkeit steigert. Das »Gewusst-wie« finden Sie hier zusammengestellt.

Kreativ kochen – gesund leben

Fitness können Sie essen; denn Gesundheit und Leistungskraft, die das Leben erst schön machen, hängen eng mit einer vernünftigen Ernährung zusammen. Doch keine Angst, Sie müssen sich deswegen nicht kasteien. Ganz im Gegenteil: Gesünder essen macht viel Spaß, wenn man weiß, wie man die ernährungswissenschaftlichen Ratschläge praktisch umsetzen kann. Wichtig ist also nur, gesunde Ernährung kreativ anzugehen und mit feinen Gerichten schmackhaft zu machen.

Der Mensch lebt nicht von Brot allein...

Natürlich müssen Sie mit der Auswahl der Lebensmittel nicht nur neue Wege gehen, denn vieles essen Sie ohnehin täglich: Brot und Kartoffeln, Gemüse und Obst. Manches sollten Sie vielleicht öfter essen: Hülsenfrüchte wie Bohnen, Linsen und Erbsen oder Vollkornnudeln. Reizvolle Rezepte machen Sie mit Getreidekörnern und Naturreis, Kichererbsen und Tofu, dicken Bohnen, Artischocken und Zuckermais bekannt.

Die Ratschläge der Mediziner und Ernährungswissenschaftler können Sie auf höchst angenehme Weise befolgen. Es kommt nur auf die richtige Kombination von wertvollen und schmackhaften Lebensmitteln an.

Gesunde Frische – Gemüse und Obst

Frisches Gemüse und Obst spielen für die Versorgung mit Vitaminen und Mineralstoffen eine wesentliche Rolle. Die Energiezufuhr fällt dagegen kaum ins Gewicht: Gemüse enthält zwischen 75 und 95 Prozent Wasser. Deshalb sind die meisten Gemüsesorten so kalorienarm. Ähnlich sieht es bei Kartoffeln aus: 100 Gramm liefern nur etwa 75 Kilokalorien.

Für den kleinen Hunger zwischendurch sollten Sie öfter einmal in die Obstschale greifen. Äpfel beispielsweise sind sehr erfrischend und wirken durch das in ihnen enthaltene Pektin lange sättigend.

Bei Obst liegt der durchschnittliche Energiewert sogar nur bei 45 Kilokalorien pro 100 Gramm. Dafür bekommen Sie mit all diesen Lebensmitteln reichlich Vitamin C und Kalium – wichtig für die Stärkung der körpereigenen Abwehrkräfte und die Steigerung des allgemeinen Wohlbefindens.

Die richtige Saison für Obst und Gemüse

Gemüse und Obst sollten Sie möglichst der Jahreszeit entsprechend kaufen: Es schmeckt besser, ist meist auch preiswerter und vor allem gesünder, weil die in der richtigen Saison angebotenen Sorten vitaminreicher sind.

Frühling und Frühsommer
Möhren, Kohlrabi, Radieschen und Rettich
Äpfel, Ananas, Kiwis, Mangos und Zitrusfrüchte
Sommer
Paprikaschoten, Salatgurken und Tomaten
Beeren, Kirschen, Nektarinen, Pfirsiche und Pflaumen
Herbst
Birnen, Weintrauben und Zwetschgen
Spätherbst und Winter
Brokkoli, Fenchel und Staudensellerie
Äpfel, Bananen, Birnen, Exoten und Zitrusfrüchte

Hülsenfrüchte

Lange galten Erbsen und Bohnen, Linsen und Kichererbsen als unattraktive Kalorienbomben, denn diese vit-
aminreichen Gemüsesorten waren vor allem in Form
von deftigen Bauerneintöpfen bekannt. Vor einigen Jah-
ren jedoch begannen die großen Köche, Hülsenfrüchte
wieder auf die Speisekarten zu setzen, und machten sie
dadurch wieder salonfähig. Und seit man sie auf moderne, leichte Art kocht, die Speckseite in der Linsensuppe
weglässt und stattdessen mit etwas Sahne und frischen
Kräutern würzt, ist auch ihr schlechter Ruf als Dick-
macher passé.

Die köstlichen Schlankmacher

Hülsenfrüchte enthalten – wie alle pflanzlichen Lebensmittel – eine ganze Menge komplexer Kohlenhydrate,
also Stärke, aber wenig Fett. Kohlenhydrate liefern jedoch nur halb so viele Kalorien wie Fett. Und als stärke-
reiche Lebensmittel sind Hülsenfrüchte auf dem Teller
um einiges voluminöser als Fleisch oder Fisch. Der
schlanken Linie kommt außerdem zugute, dass die in
Hülsenfrüchten enthaltene Stärke lange satt macht. Der
Körper nimmt sie nämlich nur langsam auf, denn die
Stärkemoleküle müssen erst in einfachen Zucker zerlegt
werden, bevor sie ins Blut und in die Leber gelangen. So
wird Ihr Körper mit der notwendigen Energie zwar
nicht sofort, aber dafür wohldosiert über einen längeren
Zeitraum hinweg versorgt. Außerdem enthalten Hülsenfrüchte pro 100 Gramm zwischen 10 und 20 Gramm
Faserstoffe. Diese Ballaststoffe aber, die Grundthema
dieses Buches sind, werden vom Körper nicht verdaut,
sie liefern deshalb auch keine Energie, also keine einzi-
ge Kalorie.

»Haricots verts
à la duchesse« –
das klingt nach
einem exoti-
schen Gericht
der Haute Cui-
sine. Es handelt
sich jedoch um
ein Essen mit
grünen Boh-
nen, die seit
einiger Zeit
wieder Einlass
in feine Restau-
rants und
Küchen finden.

Vollkornprodukte

Zu einer ausgewogenen, bewussten Ernährung gehört es auch, bei der Zusammenstellung des Speiseplans öfter an Vollkornprodukte zu denken: beispielsweise morgens ein Müsli mit Schrot oder Getreideflocken, mehr Vollkornbrot als Brötchen und Baguette aus weißem Mehl, ab und zu Naturreis und immer wieder einmal Vollkornnudeln statt der weißen Pasta.

Inzwischen gibt eine fast unüberschaubare Auswahl an verschiedenen Brotsorten. Bevorzugen sollten Sie grundsätzlich Vollkornbrot. Wichtig ist es vor allem, gründlich zu kauen, denn so wird das Vollkornbrot besonders leicht verdaulich und sättigt länger.

Körner für Ihre Gesundheit

Getreide ist reich an den Vitaminen B1 (Thiamin), B2 (Riboflavin), B6 (Pyridoxin) und Niazin; diese Vitamine unterstützen den Stoffwechsel, also die Energiegewinnung im Organismus. Mangel an Thiamin kann u. a. zu Muskelkrämpfen und Herzschwäche führen, eine Unterversorgung mit Riboflavin zu extrem spröden Lippen, rissigen Mundwinkeln und starker Lichtempfindlichkeit. Ein Pyridoxinmangel kann Anämie und Schwindelgefühle verursachen, Niazinmangel Durchfall, Hautentzündungen und Veränderungen der Mundschleimhaut.

Wichtiger Hinweis

Kaufen Sie möglichst nur gereinigtes Getreide. Schmutz und Unkrautsamen (vor allem Samen der giftigen Kornrade) dürfen nicht enthalten sein. Achten Sie auch auf das giftige Mutterkorn, das vor allem im Roggen vorkommen kann. Es ist leicht an seiner schwärzlichen Färbung und seiner Größe erkennbar.

Essen Sie Schoten oder Samen von Hülsenfrüchten – mit Ausnahme von jungen Erbsen – nie roh. Erst durch ausreichendes Garen wird das darin enthaltene natürliche Gift, das Phasin, unschädlich gemacht.

Fisch

Ernährungsfachleute empfehlen, einmal pro Woche Fisch zu essen, denn er enthält reichlich Eiweiß, Mineralstoffe, Vitamin A und D sowie die Vitamine der B-Gruppe. Eine ausreichende Versorgung mit Vitamin D ist für Ihren Körper sehr wichtig, um Kalzium besser umsetzen zu können. Meeresfische enthalten außerdem eine Menge Jod, das unentbehrlich für die Schilddrüse ist. Fische sind fettarm, versorgen den Körper aber mit besonders wertvollen Fettsäuren, die sich günstig auf Kreislauf und Cholesterinspiegel auswirken.

Beim Fisch- und Fleischeinkauf ist die Qualität entscheidend. Achten Sie vor allem auf Frische, und kaufen Sie am besten auf Wochenmärkten oder direkt beim Erzeuger ein.

Fleisch

Fleisch ist natürlich nicht schädlich, doch es gibt gute Gründe, nicht allzu viel davon zu essen: Zwar enthält es hochwertiges Eiweiß, aber auch eine Menge Fett, Cholesterin und Purine – Risikofaktoren für Übergewicht, Herz-Kreislauf-Krankheiten und Gicht.
Kohlenhydrate liefert Fleisch nur in ganz geringen Mengen, Ballaststoffe überhaupt nicht. Pflanzlichen Lebensmitteln wie Vollkornprodukten, Getreide, Kartoffeln, Hülsenfrüchten, Gemüse und Obst sollten Sie also den Vorzug geben.

Eier

Eier enthalten das hochwertigste Eiweiß, das in Lebensmitteln vorkommt. Dennoch sollten Sie Ihre tägliche Eiweißzufuhr damit – genau wie mit anderen tierischen Lebensmitteln – möglichst nur ergänzen. Eier enthalten viel Fett und Cholesterin, was Herz-Kreislauf-Erkrankungen begünstigen kann. Als Grundlage für die Versorgung mit Eiweiß sollten deshalb ausreichende Mengen an Hülsenfrüchten, Getreide und Kartoffeln dienen.

Gewürze – mehr als nur Geschmack

Die speziellen Eigenschaften der verschiedenen Kräuter und Gewürze sind hier zusammengestellt:

● Basilikum, Fenchel, Kümmel und Anis lindern Blähungen.

● Gelbwurz (Kurkuma), Beifuß, Löwenzahn und Pfefferminze regen den Gallenfluss an und helfen so bei der Verdauung von Fett.

● Heidelbeeren senken den Blutzuckerspiegel.

● Lavendel, Borretsch und Zitronenmelisse beruhigen die Nerven.

● Paprika und Chili (Cayennepfeffer) bringen Herz und Kreislauf in Schwung.

● Petersilie und Wacholder entwässern.

● Salbei ist durch die Kombination von Kampfer, Bitterstoffen und Gerbstoffen ein natürliches Desinfektionsmittel.

● Scharfes wie Senf, Ingwer, Pfeffer und Currymischungen fördert den Speichelfluss und damit die Magentätigkeit.

● Senf und Brunnenkresse wirken durch bestimmte Öle desinfizierend im Mund- und Rachenraum.

Kräuter und Gewürze

Knoblauch kann mehr, als Ihren Gerichten den richtigen Pfiff zu verleihen: So fördert er die Durchblutung und kann Herz-Kreislauf-Erkrankungen vorbeugen.

Bei einer gesunden und bewussten Ernährung soll natürlich auch der Geschmack nicht zu kurz kommen. Da jedoch Salz Flüssigkeit im Körper bindet, sollten Sie möglichst sparsam damit umgehen.

Gesunder Genuss

Fachleute empfehlen, nicht mehr als fünf bis sechs Gramm Kochsalz pro Tag zu sich zu nehmen. Für die höchsten Gaumenfreuden steht Ihnen eine breite Palette an Gewürzen und Kräutern zur Verfügung, die nicht nur den Appetit anregen und den Geschmack verbessern, sondern Ihre Gesundheit und Ihr Wohlbefinden unterstützen.

Kalium – der Gegenspieler von Salz

Kaliumreiche Lebensmittel wie Obst, Gemüse, Kartoffeln, Hülsenfrüchte, Getreide und Fisch sind für einen gesunden Blutdruck besonders wichtig. Denn die Mineralstoffe Kalium und Natrium regeln zusammen den Wasserhaushalt des Körpers. Dabei schwemmt Kalium das Wasser aus, während Natrium es im Körpergewebe speichert.

Wer viele natriumreiche Lebensmittel wie Wurst, Schinken, Räucherfisch, Schmelzkäse, Camembert, Brie, Tilsiter und herzhafte Knabberartikel verzehrt, vielleicht beim Essen auch noch kräftig salzt und ein paar Pfunde zu viel auf die Waage bringt, kann Probleme mit dem Blutdruck bekommen. Bei Bluthochdruck raten deshalb Ärzte und Ernährungswissenschaftler, nicht nur die Salzmenge, sondern vor allem auch die natriumreichen Produkte in der täglichen Nahrung zu reduzieren.

Eine Ernährung mit reichlich Kalium, aber weniger Natrium ist also das beste und einfachste Mittel, den Blutdruck ein Leben lang auf einem gesunden Maß zu halten.

Wer sparsam mit Salz umgehen will, sollte nicht nur den Salzstreuer vom Tisch verbannen, sondern vor allem auf versteckte Salze in Fertig- und Dosengerichten achten. Bevorzugen Sie frische Lebensmittel, und meiden Sie Geräuchertes.

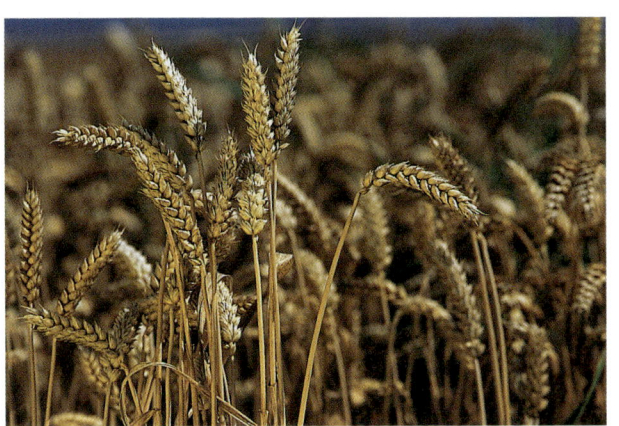

Egal, was Sie sonst essen: Getreideerzeugnisse, am besten aus Vollkorn, gehören einfach dazu.

Kalzium für Knochen und Zähne

Sie sollten immer auf eine ausreichende Kalziumzufuhr achten, um für später vorzusorgen: Wenn Sie sich ein Leben lang kalziumreich ernähren, kommt es im Alter nämlich nicht so leicht zu Knochenentkalkung mit Skelettverkrümmungen und häufigen Knochenbrüchen (Osteoporose). Ein weiterer wichtiger Aufgabenbereich des Kalziums ist der Stoffwechsel von Nerven und Muskeln. So kann ein Mangel zu Muskelkrämpfen und -zuckungen sowie Überreizung der Nerven führen. Eine ausreichende Kalziumversorgung kann außerdem allergische Reaktionen lindern und sogar verhindern.

Für die Kalziumversorgung stehen Milchprodukte an erster Stelle. Die Palette ist breit genug für jeden Geschmack. Wenn Sie gegen Milcheiweiß allergisch sind, können Sie aber auch mit Kalzium angereicherte Säfte trinken.

Wo ist Kalzium drin?

Milchprodukte eignen sich besonders gut, um den täglichen Kalziumbedarf zu decken. Dafür würde ein Liter Milch pro Tag genügen. Wer sie pur jedoch nicht mag, kann auch Suppen und Süßspeisen damit zubereiten oder zwischendurch einmal einen selbst gemixten Shake trinken. Übrigens können Sie ebenso gut Magermilchprodukte zu sich nehmen, da der Fettgehalt keinen Einfluss auf die enthaltene Kalziummenge hat.

Kalziumreiche Gemüsesorten sind z. B. Grünkohl, Brokkoli, grüne Bohnen, Fenchel, Spinat, Kohlrabi, Mangold, Sellerie und Lauch.

Da Kalzium sich in Wasser löst, sollten Sie das Gemüse nur kurz waschen und in so wenig Wasser wie möglich garen. Am besten verwenden Sie die Garflüssigkeit beim Kochen mit oder bereiten das Gemüse mit Milch und Milchprodukten zu.

Auch Sojabohnen, Haselnüsse und Sesam sind kalziumhaltig und eignen sich hervorragend zur Verfeinerung von Salaten und Rohkostplatten.

Fette – nicht nur Dickmacher

Fett liefert notwendige Energie und macht die Aufnahme der fettlöslichen Vitamine A, D, E und K erst möglich. Besonders wichtig sind die mehrfach ungesättigten Fettsäuren, ohne die sich das Risiko für Herz-Kreislauf-Erkrankungen erhöht. Außerdem sorgt Fett erst für den richtigen Genuss beim Essen, denn es ist Träger der Aromastoffe in der Nahrung.

Wie viel ist genug?

Pflanzenöle, die viele mehrfach ungesättigte Fettsäuren enthalten, beispielsweise Distel-, Sonnenblumen-, Soja- und Maiskeimöl, wirken positiv auf den Cholesterinspiegel im Blut. Fett muss also sein – in vernünftigen Mengen: 75 Gramm pro Tag reichen vollauf. Bevorzugen sollten Sie aber pflanzliche Fette gegenüber tierischen. Wenn Sie fleischarm oder vegetarisch essen, bekommen Sie Fett ohnehin in der besten Mischung und richtigen Menge.

Lassen Sie sich nicht von der Packungsaufschrift »light« täuschen. Lebensmittel wie Salami sind auch als so genannte Leichtprodukte noch sehr fettreich. Greifen Sie lieber zu von Natur aus mageren Produkten wie Geflügelwurst.

Tipps für die Küche

● Nicht so oft braten, sondern lieber dünsten oder grillen.
● Fettreichen Käse, Fleisch und vor allem Wurst nur in kleinen Mengen essen und Fettränder entfernen.
● Wenig Süßes und Gebäck essen.
● Vielfalt wahren: Als Brotaufstrich eignen sich Butter, hochwertige Margarine, Quark und Frischkäse. An Salaten und Rohkost schmecken kaltgepresste Pflanzenöle. Zum Kochen und Braten sind Oliven-, Erdnuss-, Raps- oder Sesamöl besonders geeignet.
● Wenn Sie ein Fett lange und stark erhitzen wollen – etwa zum Frittieren –, nehmen Sie am besten raffiniertes Speiseöl oder Butterschmalz.

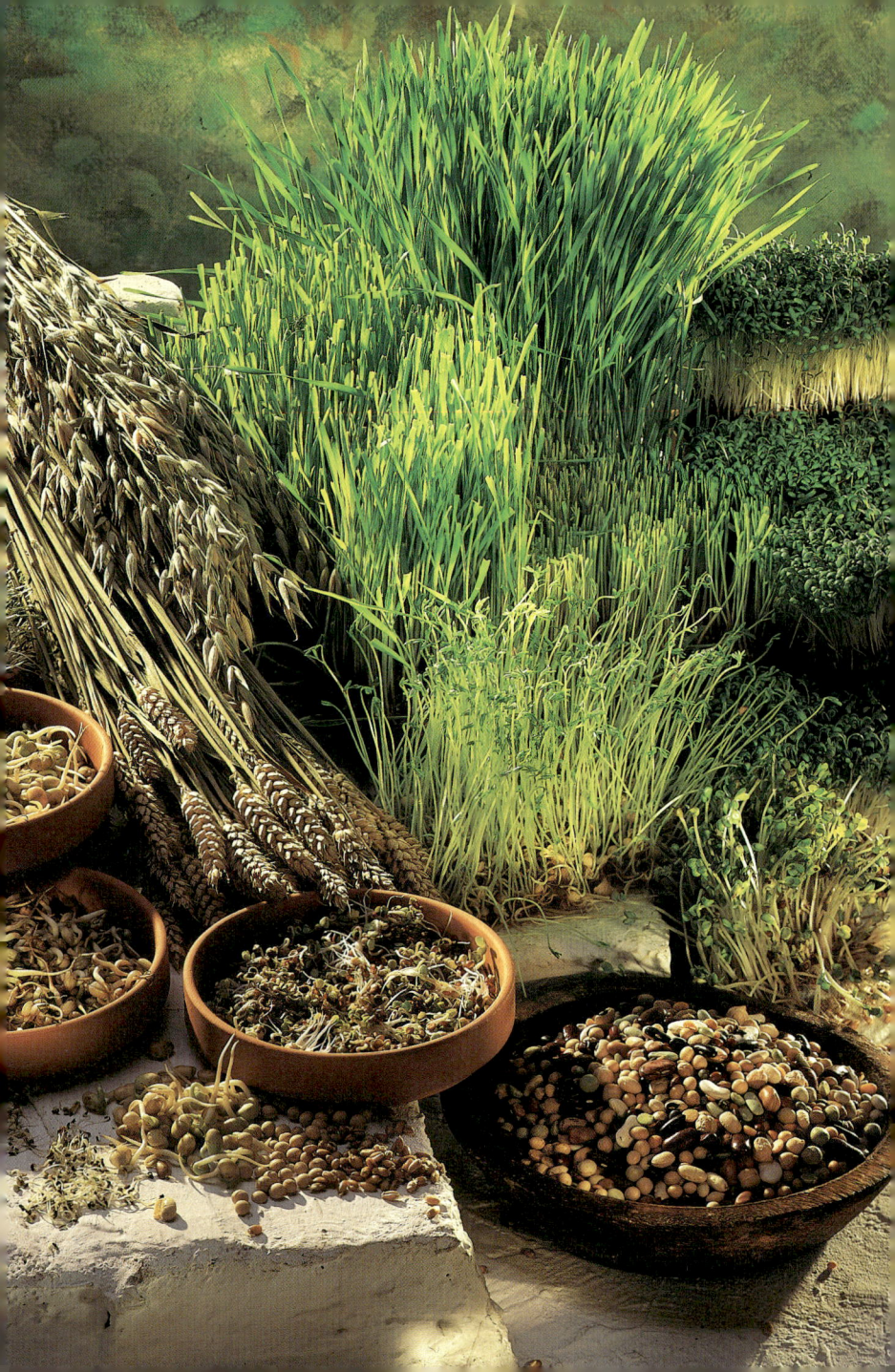

Unverdaulich, aber wertvoll

Wofür wir Faserstoffe brauchen

Ballast- oder Faserstoffe sind Bestandteile von pflanzlichen Lebensmitteln, die wir nicht verdauen, also weder als Nährstoffe noch als Energie nutzen können. Trotzdem sind Faserstoffe notwendig, um die Verdauung in Schwung zu halten, um Schadstoffe im Darm zu binden und sie schneller auszuscheiden. Sie helfen uns außerdem, den Cholesterinspiegel zu regulieren (und damit Herz-Kreislauf-Erkrankungen zu vermeiden) sowie Übergewicht zu verhindern. Die Deutsche Gesellschaft für Ernährung (DGE) empfiehlt deshalb eine tägliche Ballaststoffzufuhr von 30 bis 50 Gramm.

Die Regulierung der Darmflora

Faserstoffe sind keine Nährstoffe, werden also nicht wie Fett, Eiweiß und Kohlenhydrate im Magen und im Dünndarm verdaut. Deshalb gelangen sie fast unverändert in den Dickdarm. Dort leben nützliche Bakterien, die durch Ballaststoffe Energie gewinnen und sich vermehren. Und die Fülle dieser Bakterien verhindert das Überhandnehmen schädlicher Mikroorganismen.

Auch das Risiko für Dickdarmkrebs wird durch eine ballaststoffreiche Ernährung nachhaltig verringert, da die Verdauung durch Ballaststoffe angeregt wird und der Speisebrei nur für kurze Zeit im Darm verbleibt. Schadstoffe haben also keine Chance, die Darmflora zu beeinträchtigen.

Der Begriff »Ballaststoffe« stammt aus einer Zeit, da man dachte, dass alle unverdaulichen Teile von pflanzlichen Lebensmitteln nutzlos seien – eben Ballast. Das Gegenteil ist jedoch der Fall. Daher sollte man lieber von Faserstoffen sprechen.

Ballaststoffe helfen verdauen

Ballaststoffe binden Wasser an sich; einige quellen dabei so stark auf, dass sie bis zum 100fachen ihres Gewichts zulegen. Auch im Darm nehmen sie Wasser auf, das aus der Nahrung in den Verdauungstrakt gelangt. Dadurch vergrößert sich das Volumen des Darminhalts und reizt den Darm zu mehr Bewegung, so dass er den Speisebrei schneller transportiert.

Wenn Sie sich ballaststoffreich ernähren, sollten Sie möglichst viel trinken. Denn Ballaststoffe besitzen eine ungeheure Quellfähigkeit, die zu einer schnelleren Sättigung führt und sich positiv auf die Verdauung auswirkt.

Auch gefräßige Bakterien tragen dazu bei, dass unsere Verdauung reibungslos funktioniert: Beim Abbau von Faserstoffen durch diese Mikroorganismen bilden sich Fettsäuren und Gase. Die Fettsäuren machen den Darminhalt gleitfähiger, die Gase lockern ihn. Er wird dadurch weicher und kann leicht ausgeschieden werden.

Faserstoffe und der Blutfettspiegel

Cholesterin ist ein lebensnotwendiger Nährstoff, der von unserem Körper selbst gebildet wird. Es ist ein Baustein für Hormone und Vitamine und wird für die Bildung des Nervengewebes und der Zellwände benötigt. Der Cholesterinspiegel des Blutes wird durch ein raffiniertes System reguliert. Schädlich ist allerdings ein Überschuss an so genanntem LDL-Cholesterin, das für einen zu hohen Cholesterinspiegel verantwortlich ist. Überschüssiges Cholesterin wird von HDL-Cholesterin abgebaut, das also unerlässlich für Gesundheit und Fitness ist. Faserstoffe beeinflussen den Cholesterinspiegel im Blut positiv, da die Menge des nützlichen HDL-Cholesterins unverändert bleibt, während die des LDL-Cholesterins gesenkt wird. Der Grund ist vermutlich, dass Ballaststoffe im Dünndarm Gallensäuren an sich binden, die so mit dem Stuhl ausgeschieden werden. Da der Organismus die Menge der Galle jedoch aufrechterhält, bildet er selbst Gallensäuren aus Cholesterin. Dies senkt allmählich den Cholesterinspiegel im Blut.

Woher genügend Faserstoffe?

Die Grundlage für eine ballaststoffreiche Ernährung sind Vollkornbrot, Hülsenfrüchte, Kartoffeln, Naturreis und Vollkornnudeln.

Phantasievolle Gerichte lassen sich auch mit ganzen Getreidekörnern, geschrotetem Getreide und Flocken, mit Hirse, Bulgur und Couscous zubereiten.

Ballaststoffreiche Gemüsesorten sind vor allem Artischocken, grüne Erbsen, Fenchel, Grünkohl, Lauch, Möhren, Rotkohl, Schwarzwurzeln, Sellerie, Weißkohl, Wirsing, Zuckermais und Zwiebeln. Beim Obst sind es besonders Beeren, die viele Faserstoffe liefern, aber auch Äpfel, Avocados, Bananen, frische Feigen, Kirschen, Kiwis, Quitten und alle getrockneten Früchte.

Ballaststoffe unterstützen sogar die Zahnpflege: Da ballaststoffreiche Lebensmittel gründlicher gekaut werden müssen, wird die Speichelproduktion angeregt, was Karies vorbeugen kann.

Öfter einmal in den Brotkorb greifen

Wenn Sie wenig Zeit oder Lust zum Kochen haben, können Sie die Hälfte des täglichen Ballaststoffbedarfs auch mit Brot abdecken, und zwar wahlweise durch:

- 200 Gramm Roggenvollkornbrot und ein Weizenbrötchen
- 230 Gramm Weizenvollkornbrot
- 200 Gramm Weizenmischbrot und 100 Gramm Roggenschrotbrot
- 200 Gramm Roggenvollkornbrot und 30 Gramm Knäckebrot
- 150 Gramm Roggenvollkornbrot, 10 Gramm Knäckebrot und 80 Gramm Weizenbrötchen oder Weißbrot
- 150 Gramm Roggenbrot und 150 Gramm Weizenvollkornbrot

Den Ballast abwerfen

Für das allgemeine Wohlbefinden ist eine regelmäßige Verdauung unerlässlich. Wenn Sie regelmäßig essen und gesund sind, weder an Appetitlosigkeit leiden noch unter Stress stehen, genügt dafür eine ballaststoffreiche Ernährung vollauf. In bestimmten Situationen reicht das jedoch nicht allein, um die Verdauung auf Trab zu bringen: z. B. auf Reisen – sei es wegen der ungewohnten Kost, der Zeitverschiebung oder auch, weil Sie nicht entspannt zur Toilette gehen können. Manchmal kann man einige Zeit auch nicht genügend essen – etwa nach längerer Krankheit, unter seelischer, geistiger oder körperlicher Belastung. Ebenso schaffen es viele Menschen in fortgeschrittenem Alter nicht mehr, die empfohlene Ballaststoffmenge täglich zu sich zu nehmen. In diesen Fällen können Sie der Verdauung mit Weizen- oder Haferkleie etwas nachhelfen.

Um die Verdauung auf Trab zu bringen, können Sie statt Weizenkleie auch Haferkleie verwenden. Dieses Getreide enthält u. a. hochwertiges Eiweiß.

Richtig entschlacken mit Weizenkleie

Pro Tag sollten Sie höchstens sechs Esslöffel (etwa 30 Gramm) Weizenkleie zu sich nehmen. Essen Sie die Kleie auch nicht auf einmal, sondern verteilen Sie sie auf drei oder vier Portionen. Sie können die Kleie beispielsweise mit Müsli, Joghurt oder Dickmilch mischen, über einen Obstsalat streuen oder in ein Getränk verrühren. Doch auch beim Kochen lässt sie sich vielseitig anwenden: Saucen und Suppen können Sie z. B. hervorragend mit Weizenkleie andicken.

Wichtig ist es vor allem, dass Sie pro Kleieportion mindestens einen viertel Liter Flüssigkeit zu sich nehmen. Besonders geeignet sind natriumarmes Mineralwasser, ungesüßter Fruchtsaft, Kräuter- oder Früchtetee und eventuell auch Gemüsesaft.

Reichlich Flüssigkeit ist wichtig

Wenn Sie sich ballaststoffreich ernähren, ist eine ausreichende Flüssigkeitszufuhr besonders wichtig. Denn nur so quellen die Faserstoffe im Darm auf und transportieren die Nahrung rascher, wodurch die Verdauung auf natürliche Weise reguliert wird. Wenn Sie den erhöhten Flüssigkeitsbedarf nicht im Auge behalten, kann es im Extremfall sogar zu einem Darmverschluss kommen. Über den ganzen Tag verteilt sollten Sie mindestens zwei Liter trinken. So vertragen Sie Hülsenfrüchte und Getreide, Vollkornnudeln, Brot und Kartoffeln besonders gut. Beachten Sie bitte auch, dass Sie beim Kochen und Backen mit Vollkornmehlen grundsätzlich etwas mehr Flüssigkeit benötigen als bei der Verarbeitung von hellen Mehlsorten.

»Stille« Mineralwässer sind besonders geeignet, um den Durst zu löschen. Sie sind wegen des geringen Kohlensäuregehalts auch für Menschen mit empfindlichem Magen empfehlenswert.

So decken Sie den Bedarf

● Ideal für die notwendige Flüssigkeitszufuhr ist Mineralwasser: Es enthält keine Kalorien, löscht den Durst und wirkt durch die Kohlensäure sehr erfrischend. Achten Sie jedoch unbedingt auf den Natriumgehalt: Mehr als 20 Milligramm pro Liter sollten es nicht sein.

● Ungesüßte Fruchtsäfte, Kräuter- und Früchtetees eignen sich nur zur Ergänzung. Denn Säfte und Früchtetees enthalten Säuren, die Magenempfindliche nicht so gut vertragen.

● Kräutertees sind streng genommen Heilmittel, deshalb sollten Sie von jeder Sorte pro Tag nur einen halben Liter trinken.

● Natürlich können Sie Ihre Flüssigkeitszufuhr auch mit Kaffee oder schwarzem Tee ergänzen, wenn Sie ihn gut vertragen.

● Mit Milch sollten Sie den Durst nicht stillen: Sie enthält so viele Nährstoffe, dass schon ein halber Liter eine Zwischenmahlzeit ersetzt. Wenn Sie dennoch nicht darauf verzichten möchten, sollten Sie fettarme Milch oder Kefir trinken.

Was Sie regelmäßig brauchen

Mineralstoffe, Spurenelemente und Vitamine sind für Aufbau und Funktion des menschlichen Körpers unentbehrlich. Dennoch wissen die wenigsten, wo sie vorkommen und wofür wir sie brauchen.

Mineralstoffe und Spurenelemente

Spurenelemente zählen eigentlich wie Natrium, Kalium, Phosphor, Magnesium, Kalzium, Chlor und Schwefel zu den Mineralien, werden jedoch nur in minimaler Dosierung vom Körper benötigt, eben nur in Spuren. Mineralstoffe und Spurenelemente sind chemische Elemente, die für lebenswichtige Stoffwechselvorgänge benötigt werden. Wir müssen täglich eine ausreichende Dosis dieser Stoffe mit der Nahrung aufnehmen, damit die Funktionsfähigkeit unseres Organismus aufrechterhalten bleibt.

Die Kraft der Mineralien

● Natrium, Kalium und Chlor regeln gemeinsam den Wasser- und Elektrolythaushalt. Außerdem sorgt Chlor für die Salzsäurebildung im Magen und unterstützt die Eiweißverdauung.

● Kalzium und Phosphor sind die Baustoffe für Knochen und Zähne.

● Magnesium erfüllt wichtige Aufgaben im Energiehaushalt des Körpers. Wichtig ist es außerdem für die Muskeln und das Nervensystem.

● Schwefel ist wichtig für den Aufbau des Binde- und Stützgewebes.

● Eisen ist unentbehrlich für die Bildung des Blutfarbstoffs und die Sauerstoffversorgung im Körper. Frauen und ältere Menschen haben übrigens einen etwas erhöhten Eisenbedarf.

● Jod ist wichtig für die Bildung der Schilddrüsenhormone, ohne die es zu Stoffwechselstörungen und einer Vergrößerung der Schilddrüse kommen kann. Das sichtbare Zeichen dafür ist der Kropf.

● Fluor stärkt den Zahnschmelz und wirkt vorbeugend gegen Karies.

Vitamine

Eiweiß, Fett und Kohlenhydrate sind Nährstoffe, die Energie liefern und als Baumaterialien für Aufbau und Erhaltung des Organismus sorgen. Vitamine dagegen sind Wirkstoffe, die wir (bis auf zwei) nicht selbst bilden können, sondern mit unserer täglichen Nahrung in ausreichender Menge zu uns nehmen müssen. Sie halten den Stoffwechsel in Gang und sorgen für Gesundheit und Fitness.

Die tägliche Dosis

Damit die lebenswichtigen Funktionen unseres Körpers aufrechterhalten bleiben, brauchen wir 13 Vitamine, die in wasser- und fettlösliche unterteilt werden. Fettlöslich sind Vitamin A, D, E und K, wasserlöslich dagegen die Vitamine C, B1, B2, B6, B12, Biotin, Folsäure, Niazin und Pantothensäure. Übrigens äußert sich eine Unterversorgung mit wasserlöslichen Vitaminen deutlich schneller, da sie nicht so lange im Organismus gespeichert werden können.

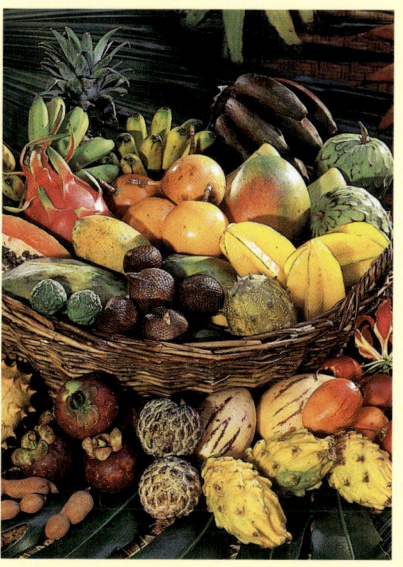

Täglich frisches Obst und ab und zu mal Südfrüchte: Dann stimmt der Vitaminhaushalt!

Dem Mangel vorbeugen

Viele Menschen leiden unter einem Mangel an Mineralstoffen und Vitaminen. Das liegt in den meisten Fällen an einer zu einseitigen Ernährung. Die Grundlage für Gesundheit und eine ausreichende Versorgung mit den lebensnotwendigen Stoffen ist eine ausgewogene, vollwertige Mischkost. Dies macht normalerweise die Einnahme von Präparaten aus der Apotheke überflüssig.

Eine Ausnahme stellen Phasen mit erhöhtem Bedarf an Vitaminen und Mineralstoffen dar, etwa während einer Schwangerschaft. Wichtig ist auch eine ausreichende Versorgung mit tierischen Lebensmitteln, denn nur sie liefern Vitamin B12, das unentbehrlich für verschiedene Stoffwechselvorgänge ist.

Sanfte Entschlackungskuren

Ein paar Abende hintereinander zu viel gegessen, vielleicht auch noch ein bisschen mit Alkohol und Nikotin über die Stränge geschlagen und nicht genügend Schlaf – das macht schlapp und lustlos. Versuchen Sie es einmal mit zwei Entschlackungstagen zum Erholen: So bringen Sie die Verdauung auf Trab und aktivieren Ihren Stoffwechsel.

Mit Gemüse entschlacken

Für diese Wochenendkur sollten Sie pro Tag ein bis zwei Kilogramm Gemüse essen – zum Teil roh als Salat, zum Teil in etwas Wasser gedünstet. Die Gemüsesorten können Sie ganz nach Geschmack wählen. Vorsicht: Ungekochte grüne Bohnen sind giftig. Sie sollten sie also nicht als Rohkost zubereiten, sondern mindestens zehn Minuten garen.

Für die Zubereitung von Gemüse und Salaten ist Olivenöl besonders geeignet. Es wirkt positiv auf den Cholesterinspiegel und beugt Herz-Kreislauf-Erkrankungen vor.

Fett und Salz

Ergänzen Sie Ihren Speiseplan auch mit genügend Fett, damit Ihr Organismus die im Gemüse enthaltenen fettlöslichen Vitamine nutzen kann. Gut geeignet sind kaltgepresste Pflanzenöle wie Distel-, Maiskeim-, Oliven- und Sonnenblumenöl. Sie enthalten viele ungesättigte Fettsäuren und wirken sich deshalb günstig auf den Cholesterinspiegel aus. Auch mit einem Stückchen Butter, einem Löffel Sahne oder etwas Crème fraîche können Sie Ihr Mahl natürlich verfeinern.

Salz sollten Sie an den beiden Entschlackungstagen ganz weglassen oder nur in winzigen Mengen essen, denn Salz bindet Flüssigkeit im Körper. Nehmen Sie stattdessen frisch gehackte Kräuter und Gewürze wie Cayennepfeffer, Senf und Knoblauch.

Mit Kartoffeln entschlacken

Bei dieser Wochenendkur nehmen Sie über den Tag verteilt jeweils 500 Gramm gekochte Kartoffeln und 250 Gramm Magerquark zu sich. Den Quark vermischen Sie mit drei Esslöffeln Milch, einer Messerspitze Zucker und einem halben Teelöffel Salz. Ganz nach Geschmack können Sie auch Gewürze und Kräuter zugeben, deren Eigenschaften außerdem eine positive Wirkung auf den Körper haben. Eine genaue Übersicht können Sie auf Seite 10 finden.

Dauerhaft schlank mit Kartoffeln

Die oben genannte Wochenendkur können Sie um maximal fünf Tage erweitern, wenn Sie ein paar überflüssige Pfunde loswerden möchten. Dazu ergänzen Sie Ihren Speiseplan täglich mit 300 Gramm Obst, zwei Portionen Rohkostsalat und zwei Scheiben Vollkornbrot mit 100 Gramm magerem Käse. Wenn Sie Vollkornbrot nicht so gerne mögen, dann ersetzen Sie es einfach durch eine Portion Müsli, das Sie mit Joghurt und Vollkornflocken oder -schrot zubereiten.

Kartoffeln essen Sie am besten ungeschält. Denn mit der Schale bekommen Sie eine extra Portion Ballaststoffe und Vitamine.

Die Kartoffel – eine tolle Knolle

Kartoffeln enthalten viele Ballaststoffe, die Ihre Verdauung unterstützen und sie auf natürliche Art regulieren. Der schlanken Linie kommt zugute, dass die gesunden Knollen sehr fettarm sind, aber reichlich Stärke enthalten. So sind sie zwar enorm sättigend, machen sich aber nicht in Form von ungewollten Pfunden bemerkbar. Allerdings müssen sie entsprechend zubereitet werden; Sie sollten sie also nicht unbedingt als Bratkartoffeln oder Pommes frites genießen.

Kartoffeln enthalten außerdem reichlich Kalium, ein Mineralstoff, der wichtig für die Regulierung des Wasserhaushalts ist.

Gesund mit Reis und Obst

Für eine Entschlackungskur mit Reis und Obst essen Sie über den Tag verteilt 150 Gramm Naturreis. Kochen Sie die Portionen in etwas ungesalzenem Wasser, und genießen Sie sie am besten noch heiß. Anstelle von Salz würzen Sie den Reis mit frisch gehackten Kräutern und Pfeffer aus der Mühle. Auch ein Teelöffel geriebener Käse oder eine Messerspitze Butter schadet nicht. Zum Dessert essen Sie jeweils eine kleine Banane, einen mittelgroßen Apfel oder etwa 200 Gramm Obst der Saison. Im Sommer also Beeren oder Pfirsiche, im Herbst Zwetschgen und Birnen, im Winter und Frühjahr Orangen oder Grapefruits.

Naturbelassener Reis ist unverzichtbarer Bestandteil einer gesundheitsbewussten Ernährung. Er lässt sich in vielen Variationen auf den Tisch bringen und liefert eine Menge Ballaststoffe.

Flüssigkeit nicht vergessen!

Da Naturreis sehr ballaststoffreich ist, sollten Sie bei dieser Entschlackungskur möglichst viel Flüssigkeit zu sich nehmen. Pro Tag sollten Sie etwa zwei Liter natriumarmes Mineralwasser trinken. Natürlich können Sie auch mit Kräutertee, ungesüßtem Fruchtsaft oder Gemüsesaft variieren. Auch schwarzer Tee und Kaffee sind in Maßen erlaubt.

Reis – gesunde Vielfalt

Reis gehört zu den Hauptnahrungsmitteln der Weltbevölkerung. Er zählt zu den Getreidepflanzen und wird bei uns in verschiedensten Sorten angeboten. Meist wird der rohe Reis auf Schälmaschinen entspelzt, vom Silberhäutchen frei geschliffen und poliert. Doch durch die Entfernung dieses Häutchens verliert der Reis wertvolle Bio- und Ballaststoffe, die weit verbreiteten Zivilisationskrankheiten wie Dickdarmkrebs, Hämorrhoiden und Verstopfung vorbeugen können. Empfehlenswerter ist es deshalb, dem naturbelassenen Vollwertreis den Vorzug zu geben.

Ein Wochenende mit Obst

Obst enthält reichlich Vitamine, die Ihre geistige und körperliche Leistungsfähigkeit steigern. Zudem wirken die Faserstoffe in den Früchten positiv auf Ihren Cholesterinspiegel.

Für ein Entschlackungswochenende können Sie pro Tag ein bis zwei Kilogramm Obst essen. Am besten wählen Sie es je nach Jahreszeit aus – im Sommer gibt es also reichlich Beeren, Melonen, Pfirsiche oder Nektarinen, im Winter und Frühjahr dagegen Zitrusfrüchte, Äpfel und Kiwis. Von den energiereichen Bananen oder Weintrauben sollten es pro Tag nur etwa 200 Gramm sein.

Mit Obst können Sie viel Abwechslung in Ihren Speiseplan bringen. Der Garten der Natur bietet wirklich für jeden Geschmack das Richtige.

Ergänzungen

Mit Obst können Sie Milchprodukte kombinieren. So wird die Fruchtsäure neutralisiert, und auch empfindliche Menschen bekommen am Obsttag keine Probleme mit dem Magen. Außerdem sind Milchprodukte wichtig, um das im Obst enthaltene Eisen besser zu verwerten. Wer viel Hunger hat, kann den Speiseplan auch mit zwei Esslöffeln Vollkornflocken und ein bis zwei Scheiben Knäckebrot ergänzen. Oder Sie essen zusätzlich eine Avocado mit Zitronensaft. Die fettreiche Avocado sättigt und enthält hochwertige Fettsäuren.

Tipps für den Einkauf

Wählen Sie für die Obsttage nur reife Früchte aus – dann brauchen Sie weder Zucker noch Honig zum Nachsüßen. Vielleicht bekommen Sie auch Früchte aus kontrolliert-ökologischem Anbau. Diese müssen nicht geschält werden und liefern deshalb noch mehr wertvolle Ballaststoffe. Achten Sie auch auf die richtige Saison beim Obsteinkauf, eine Liste finden Sie auf Seite 6.

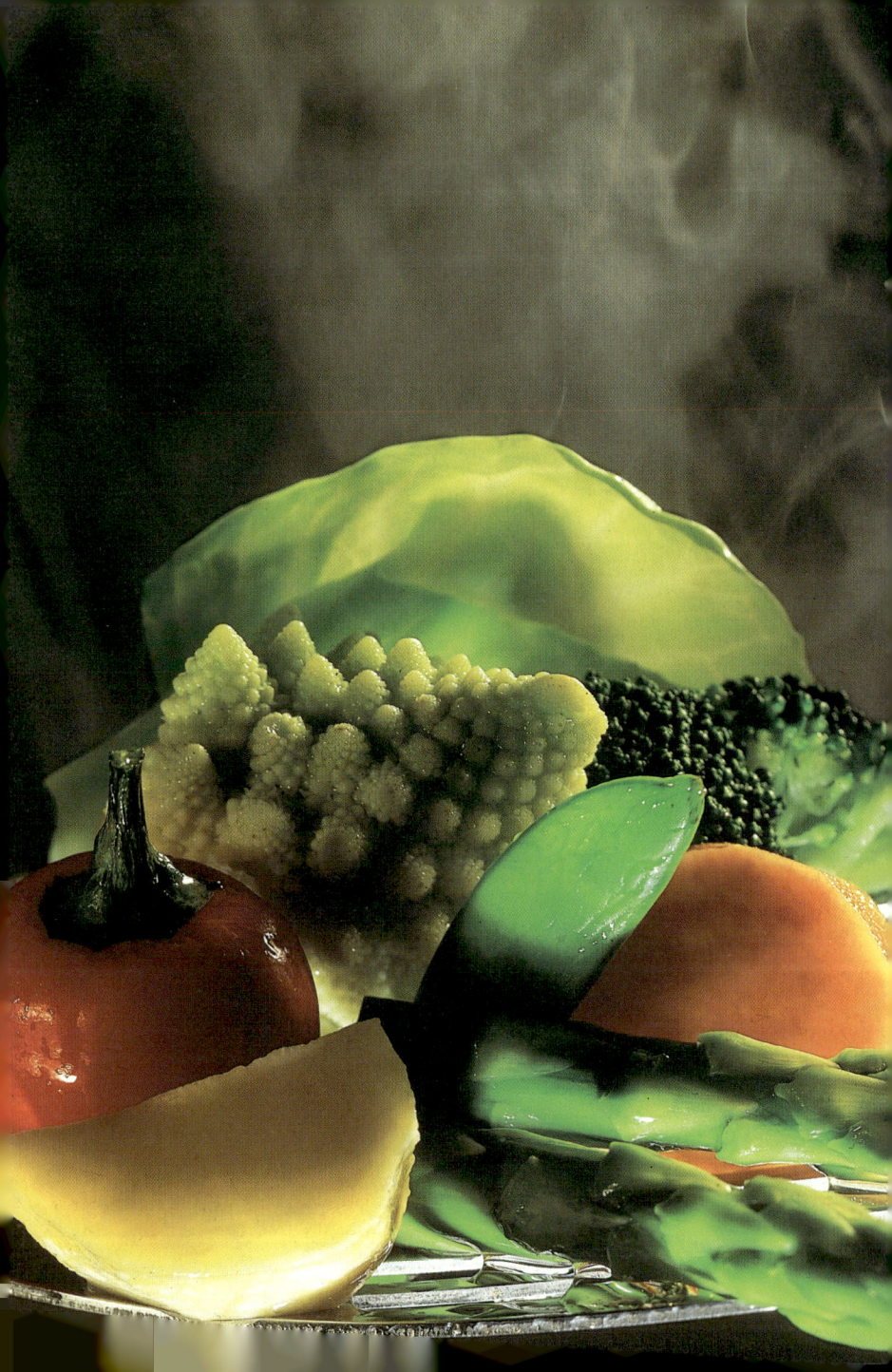

Gemüse und Kartoffeln

Den Einstieg in eine bewusstere, ballaststoffreiche Ernährungsweise finden Sie ganz leicht mit vegetarischen Lebensmitteln, die Sie gut kennen und schon immer in der Küche verwendet haben. Kombinieren Sie ab und zu mit Fisch – der reichsten Jodquelle, die die Natur zu bieten hat. Oder auch mit Fleisch, wenn Sie sich nicht ganz vegetarisch ernähren wollen.

Weißkohlsalat mit Nüssen

Für 4 Personen

1 Kopf Weißkohl (etwa 750 g) • 1 Bund Petersilie
100 g Haselnusskerne • 1 Knoblauchzehe • 1/8 l Gemüse-
brühe • 1 TL scharfer Senf • 3 EL Weißweinessig • 4 EL Öl
Salz, frisch gemahlener schwarzer Pfeffer

Pro Portion etwa: 1200 kJ/ 290 kcal, 6 g Eiweiß, 26 g Fett, 10 g Kohlen- hydrate, 7 g Ballast- stoffe

Zubereitungs- zeit: 50 Minuten

1 Den Kohlkopf vierteln, von den äußeren welken Blättern befreien und waschen. Den Strunk herausschneiden und fein zerkleinern. Die Kohlviertel in feine Streifen hobeln. Die Petersilie, die Nüsse und den geschälten Knoblauch hacken. Alle diese Zutaten in einer Schüssel mischen.

2 Die heiße Gemüsebrühe mit dem Senf, dem Essig und dem Öl verrühren. Die Salatsauce über den Kohl geben und alles mischen.

3 Den Weißkohlsalat zugedeckt etwa 20 Minuten ziehen lassen. Unmittelbar vor dem Servieren mit Salz und Pfeffer abschmecken.

Spinatsalat mit Sellerie und Brotcroûtons

Pro Portion etwa: 1180 kJ/ 280 kcal, 7 g Eiweiß, 17 g Fett, 25 g Kohlenhydrate, 7 g Ballaststoffe

Zubereitungszeit: 45 Minuten

Für 4 Personen

200 g Spinat · 1 Bund Schnittlauch · 200 g Staudensellerie
200 g Vollkornbrot · 1 Zwiebel · 5 EL Öl · 2 EL Essig · 1 TL Senf
Salz, frisch gemahlener weißer Pfeffer · 2 EL Wasser
25 g Mandelstifte

1 Den Spinat verlesen, mehrmals gründlich waschen und anschließend trockenschwenken. Den Schnittlauch fein zerkleinern und mit dem Spinat in einer Schüssel mischen. Den Sellerie schälen, waschen, abtrocknen und in kleine Würfel schneiden. Das Brot ebenfalls würfeln. Die Zwiebel abziehen und hacken.

2 3 Esslöffel Öl in einer Pfanne erhitzen. Den Sellerie, das Brot und die Zwiebel darin bei schwacher bis mittlerer Hitze unter häufigem Wenden etwa 5 Minuten dünsten, bis der Sellerie weich und das Brot knusprig ist. Inzwischen für die Salatsauce den Essig mit Senf, Salz, Pfeffer und dem restlichen Öl verrühren.

3 Die Selleriemischung auf Tellern verteilen. Das Wasser in die Pfanne geben und den Bratfond damit unter Rühren lösen. Diese Flüssigkeit mit der Salatsauce vermischen. Die Sauce über den Spinat geben und gründlich durchmischen.

4 Den fertigen Salat neben dem gedünsteten Sellerie und den Brotcroûtons anrichten. Die Mandelstifte darüber streuen.

TIPP Dieses Rezept eignet sich übrigens gut zur Resteverwertung, da der Salat auch mit leicht altbackenem Brot schmeckt.

Bunter Möhrensalat

Für 4 Personen
1 Aufgussbeutel Fencheltee · 50 ml Wasser · 1 EL Senf
1 TL Honig · Saft und etwas abgeriebene Schale von 1 klei-
nen unbehandelten Zitrone · 1 EL ungesüßter Apfelsaft
2 EL Crème fraîche · 1 TL Öl · Salz, frisch gemahlener
schwarzer Pfeffer · 600 g Möhren (möglichst mit Grün)
250 g säuerliche Äpfel (z. B. Boskop oder Cox Orange)
1 Orange · je 2 getrocknete Bananen, Datteln und Pflaumen
50 g gehackte Haselnusskerne

**Pro Portion
etwa: 1100 kJ/
260 kcal,
5 g Eiweiß,
14 g Fett,
29 g Kohlen-
hydrate,
9 g Ballast-
stoffe**

1 Für die Salatsauce den Teebeutel in eine Tasse geben. Das Wasser zum Kochen bringen und darüber gießen. Den Tee zugedeckt etwa 10 Minuten ziehen lassen. Den Fencheltee mit dem Senf, dem Honig, dem Zitronensaft, etwas abgeriebener Zitronenschale, dem Apfelsaft, der Crème fraîche und dem Öl verrühren. Die Sauce mit Salz und Pfeffer abschmecken.
2 Das zarte Möhrengrün abschneiden und zum Bestreuen des Salats beiseite legen. Die Möhren schälen und raspeln. Die Äpfel gründlich waschen, abtrocknen, vierteln, von den Kerngehäusen befreien und ebenfalls raspeln. Die Orange schälen und in Stücke schneiden. Die Bananen, die entkernten Datteln und die entsteinten Pflaumen zerkleinern.
3 Alle diese Zutaten mit der Salatsauce mischen. Den fertigen Salat mit den Möhrenblättchen und den gehackten Nüssen bestreuen.

Zubereitungszeit: 45 Minuten

TIPP Der Salat passt gut zu Kartoffelkuchen mit Gemüse (Rezept Seite 50) oder zu Käsebrötchen (Rezept Seite 33, Rohkost weglassen).

Frühlingsplatte mit Matjesfilets

**Pro Portion
etwa: 3400 kJ/
810 kcal,
53 g Eiweiß,
34 g Fett,
76 g Kohlen-
hydrate,
14 g Ballast-
stoffe**

**Ruhezeit:
5 Stunden
Zubereitungs-
zeit: 50 Minuten**

Für 4 Personen

*8 Matjesfilets • 1,5 kg neue Kartoffeln • 1 Knoblauchzehe
1 Hand voll gemischte Kräuter (z. B. Petersilie, Dill,
Basilikum, Kerbel, Borretsch und Pimpinelle)
1/2 Kästchen Gartenkresse • 750 g Magerquark
100 g Crème fraîche • 4 EL Milch • Salz • 1 Prise Zucker
frisch gemahlener weißer Pfeffer • 200 g rote Zwiebeln
1 Bund Radieschen • 500 g Tomaten*

1 Die Matjesfilets in kaltem Wasser zugedeckt im Kühlschrank etwa 5 Stunden ziehen lassen. Dann abgießen, trockentupfen und auf einer Platte anrichten.

2 Die Kartoffeln gründlich bürsten, in einem Topf mit wenig Wasser aufkochen und zugedeckt bei schwacher Hitze 15 bis 25 Minuten weich garen. Inzwischen den Knob-

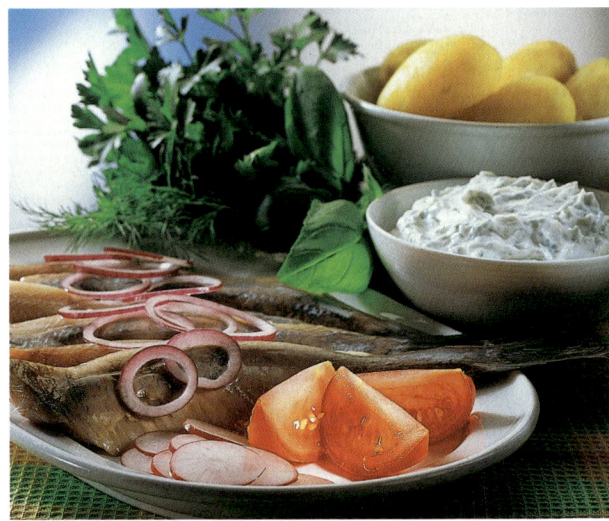

Sie mögen's zum Frühstück gerne auch mal deftig? Mit Matjes und Kartoffeln kein Problem!

lauch abziehen und hacken. Die Kräuter zerkleinern. Die Kresseblättchen abschneiden.

3 Den Quark mit der Crème fraîche, der Milch, Salz, Zucker und 1 Prise Pfeffer glatt rühren. Den Knoblauch, die Kräuter und die Kresse darunter mischen.

4 Die Zwiebeln abziehen, in dünne Ringe schneiden, auf den Matjesfilets verteilen und salzen. Die Radieschen und die Tomaten waschen, achteln und neben dem Fisch anrichten. Die Kartoffeln abgießen und mit dem Quark zum Fisch servieren.

Krabbensalat mit Dillcreme

Für 4 Personen

300 g Krabben • Saft von 1 Zitrone • 1 Frühlingszwiebel
1 kleine Fenchelknolle • 2 Tomaten • 1 Bund Dill
200 g saure Sahne • 2 EL süße Sahne • Salz, Cayennepfeffer

**Pro Portion
etwa: 760 kJ/
180 kcal,
18 g Eiweiß,
9 g Fett,
7 g Kohlen-
hydrate,
2 g Ballast-
stoffe**

**Zubereitungs-
zeit: 20 Minuten**

1 Die Krabben abtropfen lassen und mit dem Zitronensaft in einer Schüssel vermischen.

2 Die Frühlingszwiebel putzen, waschen und mit ihren saftigen grünen Blättern fein zerkleinern. Die Fenchelblättchen abschneiden und waschen. Die Knolle waschen, halbieren, den Strunk herausschneiden, die Hälften quer zu den Fasern in dünne Scheiben schneiden. Die Tomaten waschen und würfeln, dabei die Stielansätze entfernen. Die Fenchelblättchen und den gewaschenen Dill fein hacken.

3 Alle diese Zutaten sowie die saure und die süße Sahne zu den Krabben geben und vorsichtig vermischen. Den Salat mit Salz und Cayennepfeffer abschmecken.

Erbsensalat mit Avocado

Pro Portion etwa: 1700 kJ/ 400 kcal, 11 g Eiweiß, 28 g Fett, 26 g Kohlenhydrate, 9 g Ballaststoffe

Zubereitungszeit: 25 Minuten

Für 3 Personen

1 Paket tiefgefrorene Erbsen (300 g) • 2 EL Wasser • Salz
2 Scheiben Vollkornbrot (etwa 80 g) • 1 Frühlingszwiebel
1 Knoblauchzehe • 1 EL Olivenöl • 1 Avocado
Saft von 1 kleinen Zitrone • frisch gemahlener schwarzer
Pfeffer • 1 Hand voll Kerbel

1 Die Erbsen zusammen mit dem Wasser und etwas Salz in einen Topf geben und zugedeckt nach Packungsaufschrift ungefähr 5 Minuten bei mittlerer Hitze gerade eben bissfest kochen. In der verbliebenen Brühe abkühlen lassen, bis die Erbsen lauwarm sind.

2 Inzwischen das Vollkornbrot in kleine Würfel schneiden. Die Frühlingszwiebel putzen, von allen welken Blättern befreien, waschen und mit allen saftigen grünen Blättern in Ringe schneiden. Den Knoblauch abziehen und fein hacken.

3 Das Öl in einer Pfanne erhitzen. Die Brotwürfel und die Frühlingszwiebel darin bei schwacher bis mittlerer Hitze unter häufigem Wenden dünsten, bis die Frühlingszwiebel gar und das Brot knusprig ist. Den gehackten Knoblauch darunter mischen und einige Sekunden mitdünsten.

4 Die Avocado schälen, längs durchschneiden und die Hälften gegeneinander drehen, um sie zu trennen. Den Kern mit einem Messer lösen und entfernen. Anschließend Avocado würfeln und mit dem Zitronensaft unter die Erbsen mischen.

5 Den Salat auf Tellern anrichten und mit frisch gemahlenem Pfeffer bestreuen. Die Brot-Zwiebel-Mischung und die Kerbelblättchen darüber verteilen.

Rohkost mit Käsebrötchen

Für 4 Personen

*1 Knoblauchzehe · 1 Hand voll Kerbel oder Petersilien-
blättchen · 75 g Pistazienkerne · 200 g körniger Frischkäse
50 g frisch geriebener mittelalter Gouda · Salz, Cayennepfeffer · 1 EL Zitronensaft · 4 Vollkornbrötchen · 50 ml Gemüsebrühe · 3 EL Essig · 1 TL Senf · 1 EL Sahne · 3 EL Olivenöl
500 g Fenchel · 1 Kohlrabi (etwa 300 g) · 300 g Möhren
1 kleiner Kopf grüner Salat · 1 Kästchen Gartenkresse*

**Pro Portion
etwa: 1900 kJ/
450 kcal,
23 g Eiweiß,
26 g Fett,
35 g Kohlen-
hydrate,
12 g Ballast-
stoffe**

**Zubereitungs-
zeit: 1 Stunde**

1 Den Knoblauch abziehen. Die Kräuter waschen
und zusammen mit dem
Knoblauch hacken. Die
Pistazien ebenfalls zer-
kleinern. Diese Zutaten
mit dem Frischkäse und
dem Gouda vermischen.
Die Käsecreme mit Salz,
Cayennepfeffer und dem
Zitronensaft kräftig
abschmecken.

2 Die Brötchen halbieren, die Käsecreme auf
den Hälften verteilen.

3 Für die Salatsauce die
Gemüsebrühe mit dem
Essig, Salz, Cayennepfef-
fer, dem Senf, der Sahne
und dem Öl verrühren.

4 Die Fenchelblättchen
abschneiden, waschen
und hacken. Die Knollen
waschen, halbieren,
putzen und in dünne
Streifen schneiden. Den
Kohlrabi und die Möh-
ren schälen und grob
raspeln. Zarte Kohlrabi-
blättchen ebenfalls
hacken. Den Salat wa-
schen, trockenschwenken
und in mundgerechte
Stücke zupfen.

5 Die Salatzutaten mit
der Sauce mischen. Die
Kresse und die gehackten
Gemüseblättchen darüber
streuen. Die Käsebröt-
chen dazu servieren.

TIPP Wenn Sie rohen Knoblauch nicht mögen, kochen
Sie ihn in etwas Gemüsebrühe kurz auf.

Marinierte Schwarzwurzeln

Pro Portion etwa: 1100 kJ/ 260 kcal, 7 g Eiweiß, 23 g Fett, 6 g Kohlenhydrate, 19 g Ballaststoffe

Zubereitungszeit: 40 Minuten Marinierzeit: 3 Stunden

Für 3 Personen

700 g Schwarzwurzeln • Salz • 1 große unbehandelte Zitrone • 1/2 l Gemüsebrühe • 4 EL Olivenöl frisch gemahlener weißer Pfeffer • 1 Bund Schnittlauch 50 g Pistazienkerne

1 Die Schwarzwurzeln gründlich waschen und dabei kräftig bürsten, bis das Wasser klar bleibt. In einem großen Topf reichlich Salzwasser zum Kochen bringen. Schwarzwurzeln hineingeben, kurz aufkochen und zugedeckt bei schwacher Hitze etwa 15 Minuten bissfest garen. Abgießen (Kochwasser auffangen), kalt abschrecken, schälen und nebeneinander in eine Form mit niedrigem Rand legen (eine genaue Beschreibung der Zubereitung von Schwarzwurzeln finden Sie im Special »Gemüse richtig vorbereiten und kochen« auf Seite 40f.).

2 Die Zitrone waschen, abtrocknen und ein 6 Zentimeter langes Stück Schale dünn abschneiden und fein hacken. Zitronensaft auspressen.

3 Die Gemüsebrühe mit der Zitronenschale, dem Saft und dem Öl vermischen und über die Schwarzwurzeln gießen. Zugedeckt bei Zimmertemperatur 3 Stunden ziehen lassen, dann mit Salz und Pfeffer würzen.

4 Den Schnittlauch waschen, trockentupfen und in feine Ringe schneiden. Die Pistazienkerne auf einem Brett grob hacken. Die Schwarzwurzeln unmittelbar vor dem Servieren mit dem Schnittlauch und den gehackten Pistazien bestreuen. Dazu passen Pellkartoffeln oder Käsebrötchen (Rezept Seite 33, Rohkost weglassen).

Grüne Bohnensuppe mit Tomaten

Für 4 Personen

400 g grüne Bohnen · 1 Bund Bohnenkraut · 1 Schalotte oder 1 Frühlingszwiebel · 4 EL Olivenöl · 3/4 l Gemüsebrühe 200 g Vollkornbrot · 250 g Tomaten · 100 g Crème fraîche Salz, frisch gemahlener weißer Pfeffer

Pro Portion etwa: 1400 kJ/ 330 kcal, 7 g Eiweiß, 21 g Fett, 29 g Kohlenhydrate, 7 g Ballaststoffe

Zubereitungszeit: 35 Minuten

1 Die Bohnen waschen, putzen und in etwa 2 Zentimeter lange Stücke schneiden. Das Bohnenkraut waschen, die Stiele und die Hälfte der Blätter ganz fein zerkleinern. Die restlichen Blättchen zum Bestreuen der Suppe beiseite legen. Die Schalotte abziehen und hacken.

2 1 Esslöffel Öl in einem Topf erhitzen. Die Bohnen, das zerkleinerte Bohnenkraut und die Schalotte darin bei mittlerer Hitze unter Rühren andünsten.

3 Mit der Brühe ablöschen, aufkochen und die Suppe zugedeckt bei schwacher Hitze etwa 15 Minuten garen. Inzwischen das Brot würfeln.

4 Das restliche Öl in einer Pfanne erhitzen. Das Brot darin unter häufigem Wenden bei schwacher bis mittlerer Hitze etwa 5 Minuten rösten, bis es schön knusprig ist.

5 Die Tomaten häuten und in Würfel schneiden. Mit der Crème fraîche in die Suppe geben und einmal aufkochen.

6 Die Suppe mit Salz und Pfeffer abschmecken, auf vorgewärmten Tellern anrichten. Vor dem Servieren mit den gerösteten Brotwürfeln und den Bohnenkrautblättchen bestreuen.

TIPP Das Kochwasser von Bohnen enthält reichlich gelöste Nährstoffe. Deshalb nicht weggießen, sondern – wie in diesem Rezept – für eine Suppe verwenden.

Petersilien-Möhren-Salat

Pro Portion etwa: 720 kJ/ 170 kcal, 5 g Eiweiß, 11 g Fett, 13 g Kohlenhydrate, 7 g Ballaststoffe

Zubereitungszeit: 30 Minuten

Für 2–3 Personen

300 g Möhren • 300 g Tomaten • 100 g Petersilie
1 Frühlingszwiebel • 1 TL scharfer Senf • 2 EL Zitronensaft
Salz, frisch gemahlener weißer Pfeffer • 2 EL Erdnussöl
20 g Pistazienkerne

1 Die Möhren dünn abschälen und mit einer Gemüsereibe grob raspeln. Die Tomaten waschen, abtrocknen und in kleine Stücke schneiden, dabei die harten Stielansätze herausschneiden. Die Petersilie waschen, trockentupfen und fein hacken, dabei die harten Stiele entfernen. Die Frühlingszwiebel putzen, waschen und zusammen mit ihren saftigen grünen Blättern in feine Ringe schneiden. Die geraspelten Möhren, die Tomate, die Petersilie und die Frühlingszwiebel in eine Salatschüssel geben und gründlich vermischen.

2 Für die Salatsauce den Senf mit dem Zitronensaft, etwas Salz, 1 kräftigen Prise Pfeffer und dem Öl verrühren.

3 Die Sauce über die Salatzutaten geben und alles vorsichtig miteinander vermischen. Die Pistazienkerne hacken und den Salat vor dem Servieren damit bestreuen. Der Salat passt gut als Beilage zu Kartoffelgratin mit Erbsen und Nüssen (Rezept Seite 49).

ERNÄHRUNGSINFORMATION In den arabischen Ländern ist Petersilie als Salatzutat sehr beliebt. Taboulleh, den typischen Petersiliensalat, richtet man dort mit gegartem, kaltem Bulgur, Couscous oder Hirse an. Das würzige Küchenkraut liefert außer Ballaststoffen auch reichlich Vitamin C.

Fenchelsalat mit Birnen

Für 4 Personen
2 Fenchelknollen (etwa 450 g) • 1 feste Birne (Alexander
Lucas oder Abate Fetel; etwa 250 g) • 1 Knoblauchzehe
5 getrocknete Datteln (etwa 50 g) • 2 EL Essig • Salz, frisch
gemahlener schwarzer Pfeffer • 2 EL ungesüßter Apfelsaft
1 EL Öl • 30 g Sesamsamen

**Pro Portion
etwa: 680 kJ/
160 kcal,
5 g Eiweiß,
7 g Fett,
21 g Kohlen-
hydrate,
7 g Ballast-
stoffe**

**Zubereitungs-
zeit: 30 Minuten**

1 Die Fenchelblättchen abschneiden, waschen, trockentupfen und hacken. Die Fenchelknolle waschen, halbieren, vom Strunk befreien und quer zu den Fasern in dünne Streifen schneiden. Die Birne gründlich waschen, vierteln und das harte Kerngehäuse herausschneiden. Die Birnenviertel in kleine Stücke schneiden. Die Knoblauchzehe abziehen und ganz fein zerkleinern. Die Datteln entsteinen und in Streifen schneiden. Den Fenchel, die Birne, den Knoblauch und die Datteln in eine Schüssel geben und gründlich vermischen.

2 Für die Salatsauce den Essig mit wenig Salz, 1 kräftigen Prise Pfeffer, dem Apfelsaft und dem Öl verrühren. Die Salatzutaten mit der Sauce und den Sesamsamen vermischen.

3 Den fertigen Fenchelsalat dekorativ auf 4 Portionstellern anrichten. Die fein gehackten Fenchelblättchen vor dem Servieren gleichmäßig darüber streuen.

ERNÄHRUNGSINFORMATION Rohes Fenchelkraut enthält mehr Ballaststoffe als die Knolle. Deshalb sollten Sie das Fenchelgrün auf keinen Fall wegwerfen, sondern – wie in diesem Rezept – vor dem Servieren fein gehackt über den Salat streuen.

Zwiebelsuppe mit Wein

Pro Portion etwa: 1300 kJ/ 310 kcal, 12 g Eiweiß, 13 g Fett, 27 g Kohlenhydrate, 6 g Ballaststoffe

Zubereitungszeit: 30 Minuten

Für 4 Personen
500 g Zwiebeln · 2 EL Öl · 3/4 l Gemüsebrühe
1/2 l trockener Weißwein · 4 Scheiben Vollkornbrot
(etwa 160 g) · 100 g frisch geriebener Bergkäse
abgeriebene Schale und Saft von 1/2 unbehandelten
Zitrone · Salz, Cayennepfeffer · 1 kleines Bund Petersilie

1 Die Zwiebeln abziehen und in Ringe hobeln. In etwas Öl bei schwacher Hitze glasig dünsten.
2 Mit der Brühe und dem Wein ablöschen, 1-mal aufkochen und zugedeckt bei schwacher Hitze etwa 5 Minuten garen. Die Brotscheiben toasten und mit der Hälfte des Käses bestreuen.
3 Die Suppe mit der Zitronenschale, dem Zitronensaft, Salz und Cayennepfeffer würzen und über das Brot gießen. Den restlichen Käse und die fein gehackte Petersilie darüber streuen.

Lamm mit Auberginen

Pro Portion etwa: 3400 kJ/ 810 kcal, 25 g Eiweiß, 74 g Fett, 9 g Kohlenhydrate, 4 g Ballaststoffe

Zubereitungszeit: 1 Stunde

Für 5 Personen
900 g Lammschulter · 1 große Zwiebel · 4 Knoblauchzehen
400 g Tomaten · 3 EL Öl · 2 EL Wasser · 1 Lorbeerblatt
1/2 Bund frischer Thymian · 1 Stückchen Schale von
1 unbehandelten Zitrone · 400 g Auberginen · Salz, frisch
gemahlener schwarzer Pfeffer · 1 großes Bund frische
Petersilie · 150 g Joghurt

1 Das Fleisch in mundgerechte Stücke schneiden. Die Zwiebel und den Knoblauch abziehen und fein hacken. Die Tomaten überbrühen, häuten und

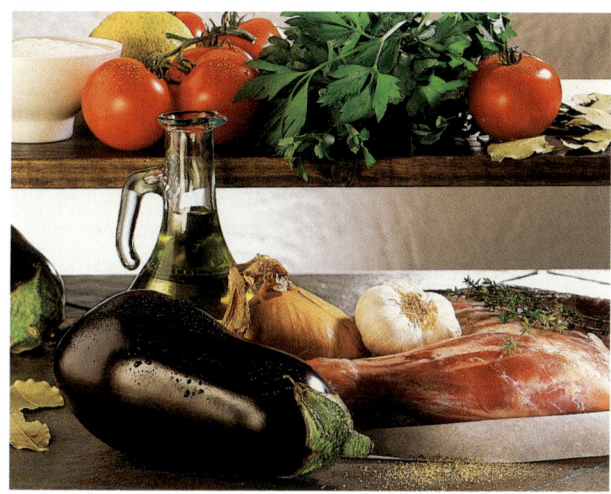

Eine magere Lammkeule und viel frisches Gemüse – die Zutaten für ein schmackhaftes Gericht mit einem Hauch Orient.

würfeln, dabei die Stielansätze entfernen.

2 2 Esslöffel Öl in einem großen Schmortopf erhitzen. Das Fleisch darin bei mittlerer bis starker Hitze anbraten, dann herausnehmen. Die Zwiebel und den Knoblauch im restlichen Öl bei schwacher Hitze glasig andünsten.

3 Mit dem Wasser ablöschen, die Tomatenwürfel dazugeben und den Bratfond unter Rühren lösen. Das Fleisch, den Lorbeer, den gewaschenen Thymian und die Zitronenschale hinzufügen. Alles aufkochen und das Fleisch zugedeckt bei schwacher Hitze etwa 20 Minuten schmoren.

4 Inzwischen die Auberginen waschen, putzen und würfeln. Zum Fleisch geben, erneut aufkochen und zugedeckt weitere 20 Minuten garen. Den Eintopf mit Salz und Pfeffer abschmecken.

5 Die Petersilie waschen und fein hacken. Mit dem Joghurt unmittelbar vor dem Servieren unter den Eintopf mischen und erhitzen, aber nicht mehr aufkochen.

Lamm wird besonders zart, wenn es bei schwacher Hitze, dafür aber länger gegart wird.

Gemüse richtig vorbereiten und kochen

Eine gesunde und ausgewogene Ernährung ist ohne reichlich Gemüse gar nicht vorstellbar. Die Natur bietet Ihnen für jeden Geschmack und jedes Gericht die passende Sorte. Doch so vielfältig Gemüse ist, so verschieden gestaltet sich auch die Handhabung. Wie Sie die Gemüse richtig vorbereiten und kochen, die eine etwas speziellere Behandlung brauchen, ist hier beschrieben.

Gemüse richtig vorbereiten

Kohl: Das Putzen von Kohl geht am schnellsten, wenn Sie zuerst den ganzen Kopf aufrecht auf die Arbeitsfläche setzen und längs vierteln oder achteln. So fällt ein Teil der welken Blätter von selbst ab, den Rest können Sie leicht entfernen.

Nach dem Waschen den ballaststoffreichen Strunk bei jedem Stück herausschneiden und mitverwenden.

Die Kohlstücke und den Strunk mit dem Schnitzelaufsatz der elektrischen Küchenmaschine zerkleinern.

Fenchel: Zuerst die langen Blattstiele, alle welken Blättchen und eventuell vorhandene braune Stellen entfernen. Das Kraut aufheben.

Die Knolle der Länge nach halbieren, den keilförmigen Strunk sollten Sie herausschneiden und wegwerfen. Die Hälften waschen, trockenschwenken und noch ein- oder zweimal längs durchschneiden. Anschließend quer zu den Fasern in Streifen schneiden.

Lauch und Frühlingszwiebeln: Zum Putzen den Wurzelansatz, ein oder zwei äußere Hüllblätter und alle welken Blätter abschneiden.

Jede Stange auf ein Brett legen, ein spitzes Messer etwa fingerbreit unterhalb des Punktes einstechen, wo die Blätter sich auffalten, und der Länge nach halbieren.

Beim Waschen die Blätter weit auseinander biegen, danach trockenschwenken und quer zur Faser durchschneiden.

Mit Gemüse kochen

Maiskolben: Ganze Maiskolben in sprudelnd kochendes Wasser geben und zugedeckt bei mittlerer Hitze 20 bis 30 Minuten garen. Sie können die Kolben herausnehmen, wenn die prallen Körner beim Anstechen mit einer Messerspitze aufplatzen.

Wenn Sie für ein Gericht nur die Körner brauchen, legen Sie den geputzten Maiskolben auf ein Brett und schneiden die Körner rundherum mit einem scharfen Messer ab.

Schwarzwurzeln: Die Schwarzwurzeln mehrmals waschen und gründlich bürsten, erst danach den Wurzelansatz abschneiden.

Wasser oder Gemüsebrühe mit Zitronensaft zum Kochen bringen. Die Schwarzwurzeln hinzugeben, aufkochen und zugedeckt bei schwacher Hitze etwa 15 Minuten garen.

Die bissfesten Schwarzwurzeln aus der Flüssigkeit nehmen und unter fließendem Wasser kalt abschrecken. Die Haut der Schwarzwurzeln lässt sich wie bei Pellkartoffeln abziehen.

Artischocken: Von den großen runden Artischocken den Stiel abbrechen, damit die harten Fäden entfernt werden.

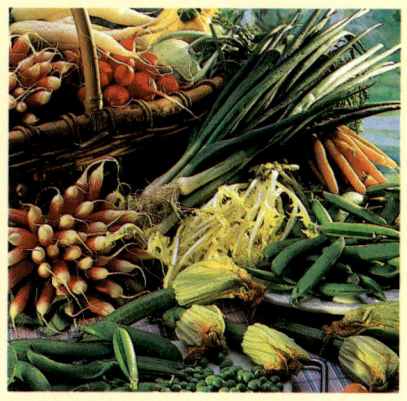

Üppige Gemüsevielfalt: Ohne das richtige Know-how geht nichts.

Zum Essen Blatt für Blatt abzupfen und das weiche Ende mit den Zähnen abstreifen. Das »Heu« in der Mitte abheben.

Kleine längliche Artischocken waschen und längs in Scheiben schneiden. Mit einer Schere die harten oberen Blattspitzen abschneiden. Die Scheiben können Sie nun dämpfen, dabei werden die inneren Blätter zart.

Gemüse richtig lagern

Gemüse liefert eine Menge an wertvollen Mineralstoffen und Vitaminen, die jedoch bei falscher Behandlung schnell zerstört werden. Am besten ist es, wenn Sie die Gemüsesorten im Kühlschrank aufbewahren. Vor Austrocknung können Sie sie mit luftdichten Folien oder Beuteln bewahren. Bestimmte Gemüsesorten verderben außerdem schneller, wenn man sie nebeneinander lagert. So sollten Sie Tomaten unbedingt von Brokkoli und Gurken getrennt aufbewahren.

Artischockengratin mit Wein

Pro Portion etwa: 2300 kJ/ 550 kcal, 14 g Eiweiß, 22 g Fett, 60 g Kohlenhydrate, 12 g Ballaststoffe

Zubereitungszeit: 1 Stunde und 20 Minuten

Für 2 Personen

150 g Vollkorntoastbrot · 1/8 l heiße Milch · 1 kleine Zwiebel 1 Knoblauchzehe · 1/2 Bund Petersilie · 1 unbehandelte Zitrone · 4 kleine Artischocken · Salz, frisch gemahlener schwarzer Pfeffer · 1/8 l trockener Weißwein · 3 EL Olivenöl

1 Das Brot zerkrümeln, mit der heißen Milch übergießen und ziehen lassen, bis es die Flüssigkeit vollständig aufgesogen hat.

2 Die Zwiebel und den Knoblauch abziehen und fein schneiden. Die Petersilie fein hacken. Die Zitrone waschen, die Schale abreiben. Den Saft auspressen. Die Artischocken putzen und waschen und längs in 3 Scheiben schneiden (eine genaue Beschreibung der Zubereitung von Artischocken finden Sie im Special auf Seite 40f.).

3 Die Artischocken schuppenförmig in eine ofenfeste Form mit niedrigem Rand geben. Mit dem Zitronensaft beträufeln, mit Salz und Pfeffer würzen. Den Wein hinzugießen. Das Brot, die Zwiebel, den Knoblauch, die Petersilie und die Zitronenschale vermischen und auf den Artischocken verteilen. Das Olivenöl gleichmäßig darüber träufeln.

4 Die Form auf einen Rost in den kalten Backofen (Mitte) stellen. Den Ofen auf 200 °C (Umluft 180 °C, Gas Stufe 3) schalten. Das Gratin etwa 45 Minuten backen, bis die Artischocken weich sind.

TIPP Für das Gratin brauchen Sie kleine, längliche Artischocken. Die großen, runden bleiben beim Backen nämlich hart.

Zwiebelkuchen mit Nüssen

Für 6 Personen

*Für den Teig: 450 g Weizenvollkornmehl · 1 Päckchen
Trockenhefe · 1 TL Salz · 1/2 l Wasser · 1 EL Öl
Für den Belag: 2 kg Zwiebeln · 4 EL Öl · 1 Bund Petersilie
200 g gehackte Haselnusskerne · 500 g saure Sahne
3 Eier · Salz, frisch gemahlener schwarzer Pfeffer
1 TL scharfes Paprikapulver
Für das Backblech: Butter oder Öl*

**Pro Portion
etwa: 3165 kJ/
750 kcal,
23 g Eiweiß,
43 g Fett,
72 g Kohlen-
hydrate,
22 g Ballast-
stoffe**

**Zubereitungs-
zeit: 2 Stunden
und 30 Minuten**

1 Das Mehl, die Hefe und das Salz in einer Schüssel vermischen. Das Wasser und das Öl lauwarm erhitzen und dazugießen. Alles mit den Knethaken etwa 5 Minuten kneten. Den Teig zugedeckt bei Zimmertemperatur etwa 1 Stunde ruhen lassen, bis sich das Volumen verdoppelt hat.
2 Die Zwiebeln abziehen und fein hobeln. In einer Pfanne etwas Öl erhitzen. Die Zwiebelringe darin bei schwacher Hitze weich garen. Lauwarm abkühlen lassen.

3 Die Petersilie hacken. Mit den Zwiebeln, den Nüssen, der sauren Sahne, den Eiern, Salz, Pfeffer und dem Paprikapulver vermischen.
4 Ein Backblech fetten. Den Teig darauf streichen, die Zwiebelmischung darauf verteilen. Das Blech in den kalten Backofen (Mitte) schieben. Den Ofen auf 180 °C (Umluft 160 °C, Gas Stufe 2–2 1/2) schalten. Den Zwiebelkuchen etwa 40 Minuten backen, bis seine Oberfläche leicht gebräunt ist.

TIPP Den Zwiebelkuchen können Sie in Alufolie verpackt im Kühlschrank aufbewahren und zwischendurch als kalten Snack genießen.

Maiskuchen mit Erbsen

Pro Portion etwa: 4100 kJ/ 980 kcal, 35 g Eiweiß, 35 g Fett, 130 g Kohlenhydrate, 20 g Ballaststoffe

Zubereitungszeit: 2 Stunden

Für 6 Personen
Für den Teig: 300 g Weizenvollkornmehl · 1/2 Päckchen Trockenhefe · Salz · 1/2 l lauwarme Milch · 1 Ei
Für den Belag: 50 ml Wasser · Salz · 1 Paket tiefgefrorene Erbsen (300 g) · 4 Maiskolben (etwa 2 kg) · 200 g Tomaten 100 g Mandelstifte · 150 g frisch geriebener Emmentaler 150 g Crème fraîche · Cayennepfeffer
Für das Backblech: Butter oder Öl

1 Das Vollkornmehl, die Trockenhefe und das Salz in einer Schüssel vermischen. Das Wasser und das Öl lauwarm erhitzen und dazugießen. Alles mit den Knethaken des Handrührgeräts etwa 5 Minuten zu einem geschmeidigen Teig verarbeiten. Den Teig zugedeckt bei Zimmertemperatur etwa 1 Stunde ruhen lassen, bis sich sein Volumen verdoppelt hat.

2 Das Wasser mit etwas Salz zum Kochen bringen. Die Erbsen hineingeben und zugedeckt bei mittlerer Hitze etwa 5 Minuten garen.

3 Die Maiskolben putzen, die Körner abschneiden (eine genaue Beschreibung der Zubereitung von Maiskolben finden Sie im Special auf Seite 40f.). Die Tomaten häuten und würfeln. Die Erbsen mit der restlichen Garflüssigkeit, dem Mais, den Tomaten, den Mandeln, dem Käse, der Crème fraîche, Salz und Cayennepfeffer vermischen.

4 Ein Backblech fetten. Den Teig darauf streichen, die Gemüsemischung darauf verteilen. Das Blech in den kalten Backofen (Mitte) schieben. Den Maiskuchen bei 180 °C (Umluft 160 °C, Gas Stufe 2–2 1/2) 35 Minuten backen, bis seine Oberfläche leicht gebräunt ist.

Rübenkartoffelpuffer mit Apfelrohkost

Für 6 Personen

2 Zwiebeln • 2 Knoblauchzehen • 1 Steckrübe (etwa 1 kg)
500 g mehlig kochende Kartoffeln • Saft von 1 Zitrone
75 g Weizenvollkornmehl • 2 Eier • 1 EL getrockneter Majoran
Salz, frisch gemahlener schwarzer Pfeffer • 8 EL Öl
1,5 kg säuerliche Äpfel (Boskop oder Glockenäpfel)
1 mittelgroße Orange • 100 g entsteinte Trockenpflaumen
100 g Kokosraspel • 1 TL Zimtpulver • 1 EL Honig

Pro Portion etwa: 2300 kJ/ 550 kcal, 11 g Eiweiß, 20 g Fett, 79 g Kohlenhydrate, 13 g Ballaststoffe

Zubereitungszeit: 1 Stunde und 30 Minuten

1 Die Zwiebeln und den Knoblauch abziehen und fein hacken. Die Steckrübe und die Kartoffeln schälen, waschen und fein raspeln. Alle diese Zutaten in eine Schüssel geben. Den Zitronensaft, das Mehl, die Eier, den Majoran und je 1 kräftige Prise Salz und Pfeffer darunter mischen.

2 In einer großen Pfanne 2 Esslöffel Öl erhitzen. Pro Puffer 2 Esslöffel Teig hineingeben. Die Puffer bei mittlerer Hitze etwa 3 Minuten backen, bis sie sich von der Pfanne lösen lassen. Vorsichtig wenden und auf der anderen Seite weitere 3 bis 4 Minuten braten. Im restlichen Öl nach und nach alle Puffer wie beschrieben backen. Die fertigen Puffer im Backofen bei 50 °C warm halten.

3 Inzwischen die Äpfel waschen, abtrocknen, vierteln, von den Kerngehäusen befreien und grob raspeln. Die Orange schälen, in Stücke schneiden und mit dem Saft, der dabei austritt, unter die Äpfel mischen. Die Pflaumen zerkleinern. Mit den Kokosraspeln, dem Zimt und dem Honig ebenfalls unter die Äpfel mischen. Die Puffer zusammen mit der Apfelrohkost servieren.

Pellkartoffeln mit Apfel-Käse-Creme

**Pro Portion
etwa: 2000 kJ/
480 kcal,
21 g Eiweiß,
15 g Fett,
65 g Kohlen-
hydrate,
12 g Ballast-
stoffe**

**Zubereitungs-
zeit: 30 Minuten**

Für 3 Personen

*1 kg kleine Kartoffeln · 250 g säuerliche Äpfel (Glocken-
äpfel oder Cox Orange) · 1 EL Zitronensaft · 1 kleines Bund
Schnittlauch · 50 g Mandeln · 250 g körniger Frischkäse
50 g saure Sahne · Salz, frisch gemahlener weißer Pfeffer*

1 Die Kartoffeln wa-
schen und mit der Schale
in wenig Wasser zuge-
deckt bei mittlerer Hitze
15 bis 20 Minuten garen,
bis sie weich sind.
2 Inzwischen die Äpfel
gründlich waschen, ab-
trocknen, vierteln und die
Kerngehäuse heraus-
schneiden. Die Apfel-
viertel mittelfein raspeln.
Die geraspelten Äpfel
mit dem Zitronensaft
vermischen, damit sie
sich nicht bräunlich
verfärben.
3 Den Schnittlauch waschen, vorsichtig trockentupfen und in feine Ringe
schneiden. Die Mandeln

auf ein Brett geben und
mittelfein hacken.
4 Den körnigen Frischkäse mit der sauren Sahne
verrühren. Die Apfel-
Zitronensaft-Mischung,
den Schnittlauch und die
gehackten Mandeln
locker darunter mischen.
Die Creme mit wenig Salz
und 1 kräftigen Prise
Pfeffer würzen.
5 Die Kartoffeln ab-
gießen, etwas abkühlen
lassen und zusammen mit
der Apfel-Käse-Creme
anrichten. Am besten es-
sen Sie die Kartoffeln ungeschält, denn so enthal-
ten sie mehr wertvolle
Ballaststoffe.

TIPP Das Kochwasser von Kartoffeln enthält reichlich
gelöste Nährstoffe. Deshalb sollten Sie es nach dem Garen besser nicht weggießen, sondern für eine Suppe verwenden oder Hülsenfrüchte darin garen.

Pellkartoffeln mit Selleriesauce

Für 2 Personen
500 g kleine Kartoffeln · 1 Sellerieknolle (300 g)
400 g Tomaten · 1 große Zwiebel · 1–2 mittelgroße Knob-
lauchzehen · 2 EL Öl · 1 EL Weizenvollkornmehl
50 ml Gemüsebrühe · 1/8 l Milch · 1 EL Sahne · Salz,
frisch gemahlener schwarzer Pfeffer · 1/2 Bund Basilikum

Pro Portion
etwa: 1800 kJ/
430 kcal,
14 g Eiweiß,
16g Fett,
61 g Kohlen-
hydrate,
19 g Ballast-
stoffe

Zubereitungs-
zeit: 30 Minuten

1 Die Kartoffeln gründlich waschen und mit der Schale in wenig Wasser zugedeckt bei mittlerer Hitze etwa 20 Minuten weich kochen.

2 Den Sellerie schälen und grob raspeln. Die Tomaten überbrühen, häuten und würfeln, die Stielansätze herausschneiden. Zwiebel und Knoblauch abziehen und hacken.

3 Das Öl in einem Topf erhitzen. Die Zwiebel und den Knoblauch darin bei schwacher Hitze unter Rühren glasig andünsten. Den Sellerie und die Tomaten dazugeben, das Mehl mit einem Sieb darüber stäuben und einige Male umrühren.

4 Mit der Brühe ablöschen, das Gemüse kurz aufkochen und zugedeckt bei schwacher Hitze etwa 5 Minuten garen. Die Milch und die Sahne dazugeben und unter Rühren erhitzen, aber nicht mehr aufkochen. Die Gemüsesauce von der Kochstelle nehmen und mit Salz und Pfeffer abschmecken.

5 Das Basilikum waschen, trockentupfen und grob hacken. Die Kartoffeln abgießen, etwas abkühlen lassen und auf 2 vorgewärmten Tellern anrichten. Die Gemüsesauce über den Pellkartoffeln verteilen und das gehackte Basilikum darüber streuen. Zu diesem Gericht passt ideal grüner oder gemischter Salat.

Artischocken mit Avocadocreme

Pro Portion etwa: 1000 kJ/ 240 kcal, 7 g Eiweiß, 18 g Fett, 15 g Kohlenhydrate, 6 g Ballaststoffe

Zubereitungszeit: 40 Minuten

Für 4 Personen
4 große Artischocken · Saft von 1 Zitrone · Salz
2 reife Avocados · 1 Schalotte · 300 g Magerjoghurt
1 EL saure Sahne · frisch gemahlener weißer Pfeffer

1 Die Artischocken putzen und waschen.
2 Die Zitrone auspressen. In einem großen Topf reichlich Wasser mit etwas Salz und dem ausgepressten Zitronensaft zum Kochen bringen. Die Artischocken in das sprudelnde Wasser geben, 1-mal kurz aufkochen und zugedeckt bei schwacher Hitze etwa 30 Minuten kochen, bis sie so weich sind, dass Sie testweise ein Blatt leicht abzupfen können.

3 Die Avocados halbieren, die Kerne herauslösen und die Hälften schälen. In Stücke schneiden und mit der Schalotte, dem Joghurt und der sauren Sahne pürieren.
4 Die Creme mit Salz und Pfeffer abschmecken und auf 4 Portionsschälchen verteilen. Die gegarten Artischocken mit einem Schaumlöffel herausnehmen, aufrecht auf 4 heiße Teller setzen und sofort servieren.

TIPP Je nach Jahreszeit werden verschiedene Sorten Avocados angeboten: »Ettinger« mit sattgrüner, glatter Schale gibt es von September bis Dezember. »Fuerte« mit mattgrüner, etwas rauher Schale von Oktober bis Januar. »Nabal«, eine große und apfelförmige Frucht mit hellgrüner, glatter Schale ist von Januar bis April auf dem Markt. »Hass« mit ihrer runzeligen, schwarzgrünen Schale schmeckt am besten. Zu kaufen ist sie von Mitte Dezember bis Juni.

Kartoffelgratin mit Erbsen und Nüssen

Für 3 Personen

5 EL Wasser • Salz • 1 Paket tiefgefrorene Erbsen (300 g)
500 g vorwiegend fest kochende Kartoffeln • 1 große Zwiebel
1 Knoblauchzehe • 75 g Haselnusskerne • 1 Bund Bohnen-
kraut oder Petersilie • frisch gemahlener weißer Pfeffer
1/8 l Milch • 50 g Crème fraîche • 100 g Vollkornbrot
100 g frisch geriebener Emmentaler • 1 EL Butter

**Pro Portion
etwa: 3000 kJ/
710 kcal,
28 g Eiweiß,
40 g Fett,
60 g Kohlen-
hydrate,
12 g Ballast-
stoffe**

**Zubereitungs-
zeit: 1 Stunde
und 10 Minuten**

1 Das Wasser mit etwas Salz aufkochen. Die Erbsen darin zugedeckt bei schwacher Hitze etwa 3 Minuten garen. Anschließend von der Kochstelle nehmen und abkühlen lassen, bis sie lauwarm sind.

2 Die Kartoffeln waschen, dünn abschälen und in schmale Scheiben hobeln. Die Kartoffelscheiben schuppenförmig in eine ofenfeste Form mit niedrigem Rand verteilen. Die Erbsen zusammen mit dem verbliebenen Kochwasser darüber verteilen.

3 Die Zwiebel und den Knoblauch abziehen und fein zerkleinern. Die Nüsse grob und das Bohnenkraut fein hacken. Alle Zutaten gleichmäßig über das Kartoffelgratin streuen und mit Salz und Pfeffer würzen.

4 Die Milch und die Crème fraîche vermischen und über dem Auflauf verteilen. Das Vollkornbrot fein zerbröckeln, mit dem geriebenen Käse mischen und ebenfalls darüber streuen. Die Butter in Flöckchen auf dem Gratin verteilen.

5 Die Form auf einem Rost in den kalten Backofen (Mitte) stellen. Das Gratin bei 200 °C (Umluft 180 °C, Gas Stufe 3) etwa 40 Minuten backen.

Kartoffelkuchen mit Gemüse

Pro Portion etwa: 3000 kJ/ 710 kcal, 30 g Eiweiß, 42 g Fett, 52 g Kohlenhydrate, 13 g Ballaststoffe

Zubereitungszeit: 1 Stunde und 15 Minuten

Für 2 Personen
400 g Lauch · 1 Bund Petersilie · 1 EL Öl · 500 g vorwiegend fest kochende Kartoffeln · 1 Ei · 100 g Crème fraîche 50 g Kefir · Salz, Cayennepfeffer · 300 g Tomaten 150 g Mozzarella · 2 Hand voll Salbeiblättchen

1 Den Lauch putzen, waschen und in feine Ringe schneiden (eine genaue Beschreibung der Vorbereitung von Lauch finden Sie auf Seite 40f.). Die Petersilie waschen und hacken. Das Öl in einer großen Pfanne erhitzen. Den Lauch darin bei schwacher Hitze unter häufigem Wenden etwa 5 Minuten andünsten.

2 Die Kartoffeln waschen, schälen, abtrocknen und mit einem Reibeisen fein raspeln. Mit der Petersilie, dem Ei, der Crème fraîche, dem Kefir, dem gedünsteten Lauch, etwas Salz und Cayennepfeffer vermischen. Alle Zutaten in eine ofenfeste Form mit niedrigem Rand geben.

3 Die Tomaten waschen, kurz mit kochendem Wasser überbrühen, häuten und in Scheiben schneiden. Den abgetropften Mozzarella würfeln. Beide Zutaten zusammen mit den gewaschenen Salbeiblättchen gleichmäßig auf der Kartoffelmischung verteilen.

4 Die Form auf den Rost in den kalten Backofen (Mitte) stellen. Den Ofen auf 200 °C (Umluft 180 °C, Gas Stufe 3) schalten. Den Kartoffelkuchen etwa 30 Minuten backen, bis der Käse zerlaufen und leicht gebräunt ist.

Tipp Dazu passt bunter Möhrensalat (Rezept Seite 29, halbe Menge).

Fischgratin mit Spinat

Für 4 Personen
750 g Fischfilets (Seelachs oder Goldbarsch) • Saft und etwas abgeriebene Schale von 1 unbehandelten Zitrone Salz, frisch gemahlener weißer Pfeffer • 500 g frischer Spinat 1 mittelgroße Möhre • 1 Stange Lauch • 1/8 l kalte Gemüsebrühe • 200 g Crème fraîche • 80 g Sesam

Pro Portion etwa: 2000 kJ/ 480 kcal, 43 g Eiweiß, 32 g Fett, 7 g Kohlenhydrate, 6 g Ballaststoffe

Zubereitungszeit: 1 Stunde

1 Die Fischfilets nebeneinander in eine ofenfeste Form mit niedrigem Rand legen. Mit dem ausgepressten Zitronensaft beträufeln, die abgeriebene Zitronenschale darüber streuen. Mit Salz und Pfeffer würzen.
2 Den Spinat gründlich waschen, die Möhre und den Lauch putzen und waschen (eine genaue Beschreibung der Vorbereitung von Lauch finden Sie auf Seite 40f.). Alle Gemüsesorten am besten mit dem elektrischen Blitzhacker fein zerkleinern. Das Gemüse gleichmäßig über den Fischfilets verteilen.
3 Die Gemüsebrühe mit der Crème fraîche verrühren, mit Salz und Pfeffer abschmecken und über das Gemüse gießen. Das Gratin mit dem Sesam bestreuen.
4 Die Form auf einen Rost stellen und in den kalten Backofen (Mitte) schieben. Den Ofen auf 200 °C (Umluft 180 °C, Gas Stufe 3) schalten. Das Gratin etwa 25 Minuten garen, bis die Oberfläche leicht gebräunt ist. Dazu passen Pellkartoffeln.

TIPP Die Kartoffeln zum Fisch sollten Sie mit der Schale essen, weil in ihr Mineralstoffe wie Kalium und Eisen enthalten sind. Außerdem liefert die Schale zusätzliche Ballaststoffe.

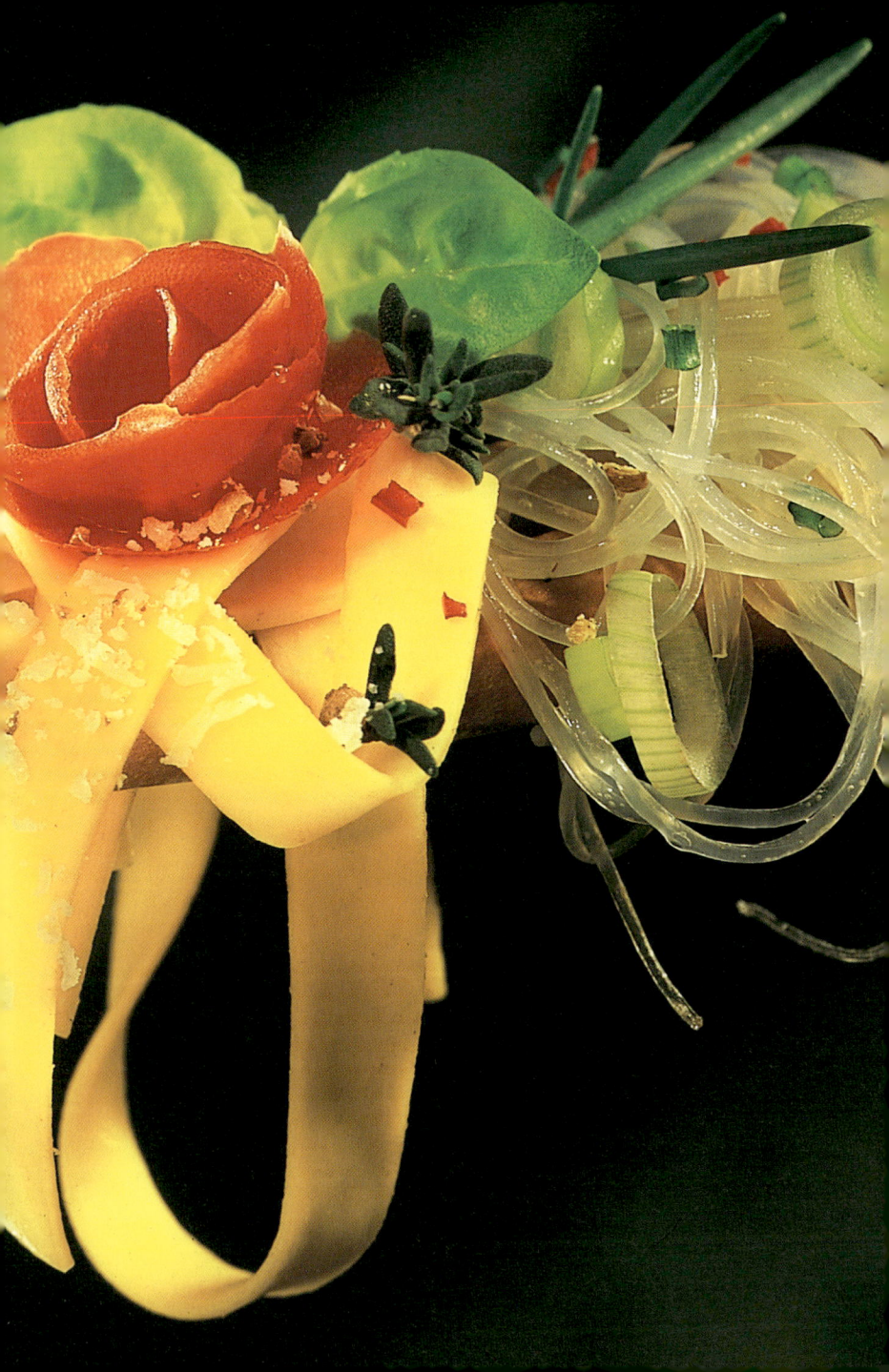

Getreide und Teigwaren

Die Gerichte in diesem Kapitel liefern eine Menge Ballaststoffe und wertvolle B-Vitamine. Nudeln, Reis und Getreide sind so zusammengestellt, dass die enthaltenen Nährstoffe optimal genutzt werden können. Doch auch der Genuss kommt hier natürlich nie zu kurz.

Nudelsalat mit Mangold

Für 3 Personen
250 g Vollkornhörnchennudeln · Salz · 4 EL Olivenöl
500 g frischer Mangold · 1/2 kleine Zitrone · 1 Knoblauch-
zehe · 1–2 EL Kapern · frisch gemahlener schwarzer Pfeffer

Pro Portion etwa: 1880 kJ/ 450 kcal, 16 g Eiweiß, 16 g Fett, 59 g Kohlenhydrate, 10 g Ballaststoffe

Zubereitungszeit: 45 Minuten

1 Die Nudeln nach Packungsvorschrift in kochendem Salzwasser garen. Abgießen und mit 1 Esslöffel Öl mischen. Die Nudeln lauwarm abkühlen lassen.

2 Den Mangold putzen, waschen und trockenschwenken. Blätter und Stiele hacken. Die Zitrone schälen, das Fruchtfleisch in kleine Stücke teilen. Den Knoblauch abziehen und hacken.

3 Das restliche Öl in einer großen Pfanne erhitzen. Den zerkleinerten Mangold mit den Zitronenstückchen und dem Knoblauch bei mittlerer Hitze unter Rühren schmoren, bis er intensiv grün ist.

4 Den Mangold mit dem Bratöl und den Kapern unter die Nudeln mischen. Den fertigen Salat mit Salz und Pfeffer abschmecken.

Nudelsalat mit dicken Bohnen und Tomaten

Pro Portion etwa: 2100 kJ/ 500 kcal, 22 g Eiweiß, 16 g Fett, 67 g Kohlenhydrate, 10 g Ballaststoffe

Zubereitungszeit: 1 Stunde

Für 4 Personen
1 mittelgroße Zwiebel · 1 EL Öl · 1 Paket tiefgefrorene dicke Bohnen (etwa 300 g) · 50 ml Gemüsebrühe · Salz 300 g Vollkornspaghetti · 2 EL Erdnuss- oder Maiskeimöl 500 g Tomaten · 50 g Erdnusskerne · 1/2 Bund Basilikum 1 EL Weißweinessig · Cayennepfeffer

1 Die Zwiebel abziehen und fein hacken. Das Öl in einem mittelgroßen Topf erhitzen. Die Zwiebel darin bei schwacher Hitze glasig andünsten. Die dicken Bohnen und die Gemüsebrühe hinzufügen, einmal kurz aufkochen und zugedeckt bei schwacher Hitze etwa 20 Minuten garen. Anschließend von der Kochstelle nehmen und auf eine lauwarme Temperatur abkühlen lassen.

2 Reichlich Wasser in einem weiten Topf mit etwas Salz zum Kochen bringen und die Vollkornspaghetti hineingeben. Nach Packungsvorschrift die Nudeln bissfest garen, anschließend durch ein Sieb abgießen und abtropfen lassen. Die Spaghetti in eine Schüssel geben und mit dem Erdnuss- oder Maiskeimöl vermischen.

3 Die Tomaten kurz mit kochendem Wasser überbrühen, häuten und in Würfel schneiden. Die Nüsse und die gewaschenen Basilikumblättchen mittelfein hacken.

4 Die Bohnen zusammen mit der verbliebenen Garflüssigkeit, den Spaghetti, den Tomaten, den Erdnüssen, dem Basilikum und dem Essig vermischen. Den fertigen Salat vor dem Servieren mit etwas Salz und 1 kräftigen Prise Cayennepfeffer abschmecken.

Roggensalat mit Fenchel und Käse

Für 4 Personen

*200 g Roggenkörner • 1/2 l Wasser • 100 g schnittfester Schafs-
käse • 1 Fenchelknolle • 300 g Tomaten • 4 EL Essig
1 TL scharfer Senf • 2 EL Olivenöl • Salz, frisch gemahlener
schwarzer Pfeffer • 1 Kästchen Gartenkresse*

**Pro Portion
etwa: 1200 kJ/
315 kcal,
11 g Eiweiß,
12 g Fett,
33 g Kohlen-
hydrate,
10 g Ballast-
stoffe**

**Zubereitungs-
zeit: 2 Stunden
und 45 Minuten**

1 Den Roggen mit dem Wasser in einem Topf aufkochen und zugedeckt bei schwacher Hitze etwa 1 1/2 Stunden garen. Den Topf von der Kochstelle nehmen und den Roggen 1 weitere Stunde quellen lassen.

2 Inzwischen den Schafskäse in mundgerechte Würfel schneiden. Die Fenchelblättchen abschneiden, waschen und grob hacken. Die Fenchelknolle halbieren, den keilförmigen Strunk entfernen. Die Hälften waschen und quer zu den Fasern in dünne Streifen schneiden (eine genaue Beschreibung der Vorbereitung von Fenchel finden Sie auf Seite 40f.). Tomaten waschen und würfeln.

3 Für die Salatsauce den Essig mit dem Senf und dem Öl verrühren, mit Salz und Pfeffer würzen.

4 Den Roggen einschließlich der verbliebenen Garflüssigkeit mit dem Schafskäse, den Fenchelstreifen, den Tomatenwürfeln und der Sauce vermischen. Den fertigen Salat auf Tellern anrichten und vor dem Servieren mit den Fenchelblättchen und der abgeschnittenen Kresse bestreuen.

TIPP Naturbelassene Öle sind zwar teurer als raffiniertes Speiseöl. Aber mit ihrem kräftigen, je nach Sorte typischen Geschmack passen sie viel besser zu Salaten und Rohkostplatten.

Marinierter Weizen mit grünen Bohnen

Pro Portion etwa: 1800 kJ/ 430 kcal, 13 g Eiweiß, 22 g Fett, 45 g Kohlenhydrate, 13 g Ballaststoffe

Zubereitungszeit: 1 Stunde Marinierzeit: 3 Stunden

Für 4 Personen

200 g Weizenkörner · 1/2 l Gemüsebrühe · 500 g grüne Bohnen · 1 Bund Bohnenkraut · Salz · 1 mittelgroße Zwiebel 1 Knoblauchzehe · 300 g Tomaten · 4 EL Essig · 2 EL Öl frisch gemahlener weißer Pfeffer · 2 Frühlingszwiebeln 100 g Haselnusskerne

1 Den Weizen mit der Brühe aufkochen und zugedeckt bei schwacher Hitze etwa 40 Minuten garen. Inzwischen die Bohnen waschen, putzen und in Stücke schneiden. Die Bohnenkrautstiele abschneiden, die Blättchen beiseite legen.

2 Reichlich Salzwasser zum Kochen bringen. Die Bohnen und die Bohnenkrautstiele hineingeben, aufkochen und zugedeckt bei mittlerer Hitze etwa 15 Minuten weich garen. Die Bohnen abgießen, das Kochwasser auffangen.

3 Zwiebel und Knoblauch abziehen. Die To-

maten waschen, von den Stielansätzen befreien und mit 1/8 Liter des Bohnenkochwassers, der Zwiebel und dem Knoblauch pürieren. Den Essig, das Öl und reichlich Pfeffer darunter mischen.

4 Den gegarten Weizen mit der Garflüssigkeit, den Bohnen und der Salatsauce vermischen und zugedeckt bei Zimmertemperatur etwa 3 Stunden marinieren.

5 Die Frühlingszwiebeln putzen und in dünne Ringe schneiden. Die Nüsse und die Bohnenkrautblättchen hacken. Alles über den Weizen streuen.

TIPP Getreide können Sie auch in größerer Menge garen und portionsweise einfrieren.

Spaghetti in Käsesahne mit Zucchini-Apfel-Rohkost

Für 4 Personen
1 kleine unbehandelte Zitrone · 1 TL Honig · 1/2 TL gemahlener Koriander · frisch gemahlener weißer Pfeffer · 4 EL ungesüßter Apfelsaft · 2 EL Apfelessig · 2 EL Maiskeimöl
2 Zucchini (etwa 200 g) · 2 säuerliche Äpfel (Cox Orange oder Gloster; etwa 400 g) · Salz · 400 g Vollkornspaghetti
50 g Butter · 200 g Sahne · 100 g frisch geriebener Emmentaler · 1 kleines Bund frischer Majoran

Pro Portion etwa: 3300 kJ/ 790 kcal, 25 g Eiweiß, 42 g Fett, 79 g Kohlenhydrate, 10 g Ballaststoffe

Zubereitungszeit: 35 Minuten

1 Für die Salatsauce die Zitrone waschen, abtrocknen und etwa die Hälfte der Schale rundherum dünn abreiben. Die Zitronenschale, den Zitronensaft, den Honig, den Koriander, 1 kräftige Prise Pfeffer, den Apfelsaft, den Essig und das Öl verrühren.

2 Die Zucchini waschen, putzen und raspeln. Die Äpfel gründlich waschen, vierteln, von den Kerngehäusen befreien und ebenfalls raspeln. Beide Zutaten mit der Salatsauce vermischen und mit Salz abschmecken.

3 Reichlich Wasser mit etwas Salz in einem weiten Topf zum Kochen bringen. Die Spaghetti hineingeben und nach Packungsvorschrift bissfest garen.

4 Währenddessen die Butter, die Sahne und den geriebenen Emmentaler in einem Topf bei mittlerer Hitze unter Rühren erhitzen, bis der Käse geschmolzen und die Sauce dickflüssig ist. Den Majoran fein hacken und darunter mischen. Die Sauce mit Salz und weißem Pfeffer abschmecken.

5 Die Spaghetti abgießen, gut abtropfen lassen und mit der Sauce vermischen. Die Rohkost dazu servieren.

Nudeln mit Erbsen und Pilzen

Pro Portion etwa: 2800 kJ/ 670 kcal, 31 g Eiweiß, 29 g Fett, 71 g Kohlenhydrate, 14 g Ballaststoffe

Zubereitungszeit: 40 Minuten

Für 3 Personen

150 g frische Shiitakepilze oder Champignons • 2 mittelgroße Frühlingszwiebeln • 1 Knoblauchzehe • 250 g Tomaten 5 EL Olivenöl • 1 Paket tiefgefrorene Erbsen (300 g) 1 EL Crème fraîche • Salz, frisch gemahlener schwarzer Pfeffer • 250 g breite Vollkornnudeln • 1 kleines Bund Petersilie • 75 g frisch geriebener Parmesan

1 Die Pilze putzen und in Scheiben schneiden. Die Frühlingszwiebeln putzen, waschen und in dünne Ringe schneiden. Den Knoblauch abziehen und fein hacken. Die Tomaten überbrühen, häuten und würfeln.

2 Das Öl in einem Topf erhitzen. Die Pilze, die Frühlingszwiebeln, den Knoblauch und die Erbsen darin bei mittlerer Hitze unter häufigem Wenden etwa 5 Minuten dünsten. Die Tomaten und die Crème fraîche

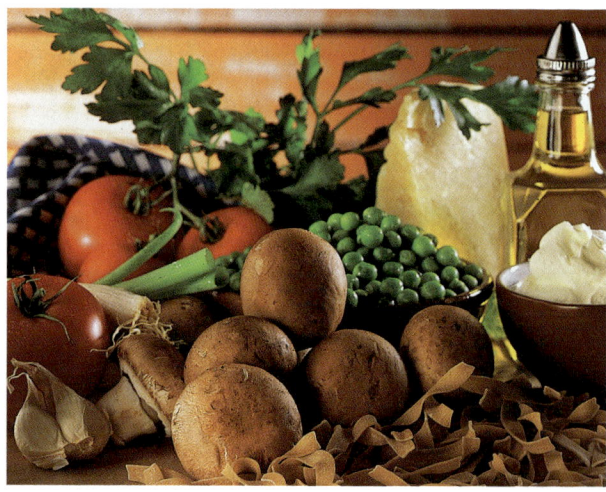

Frische Pilze und Vollkornnudeln – ein deftiger und gesunder Genuss.

darunter mischen, mit Salz und Pfeffer würzen. Zugedeckt noch etwas ziehen lassen.

3 Inzwischen die Nudeln nach Packungsvorschrift bissfest garen. Die Peter-silie waschen und fein hacken. Die Nudeln abgießen, abtropfen lassen und mit dem Gemüse vermischen. Mit Petersilie und Käse bestreut servieren.

Hirse mit Zucchinicurry

Für 4 Personen
200 g Hirse · 1/2 l Gemüsebrühe · 1 kg Zucchini 500 g Frühlingszwiebeln · 4 EL Öl · 3 gestrichene EL Curry-pulver · Salz · 1 großes Bund Schnittlauch · 75 g Kokos-raspeln · 400 g Joghurt

Pro Portion etwa: 2000 kJ/ 480 kcal, 15 g Eiweiß, 20 g Fett, 60 g Kohlen-hydrate, 8 g Ballast-stoffe

Zubereitungs-zeit: 40 Minuten

1 Die Hirse in einem Topf mit 400 Milliliter Gemüsebrühe aufkochen und zugedeckt bei schwacher Hitze etwa 25 Minuten weich garen.

2 Die Zucchini waschen, putzen und würfeln. Die Frühlingszwiebeln putzen, waschen und mit Blättern in fingerdicke Stücke schneiden.

3 Das Öl in einer großen Pfanne erhitzen. Die Zucchini und die Zwiebeln darin bei mittlerer Hitze unter ständigem Wenden etwa 3 Minuten braten. Das Currypulver und Salz dazugeben und einige Male umrühren. Mit der restlichen Gemüsebrühe ablöschen, aufkochen und das Gemüse zugedeckt bei schwacher Hitze 3 Minuten garen.

4 Den Schnittlauch in feine Ringe schneiden und mit dem Joghurt verrühren. Die Hirse mit dem Curry vermischen und mit den Kokosraspeln bestreuen. Den Joghurt dazu servieren.

Nudeln mit Steckrüben und Grünkohl

Pro Portion etwa: 2600 kJ/ 620 kcal, 30 g Eiweiß, 26 g Fett, 70 g Kohlenhydrate, 14 g Ballaststoffe

Zubereitungszeit: 1 Stunde

Für 8 Personen

1 Steckrübe (etwa 1 kg) • 750 g Grünkohl • 1 große Zwiebel 5 EL Öl • 1/2 l Gemüsebrühe • 250 g Sojadrink 200 g frisch geriebener Bergkäse • 1 unbehandelte Zitrone Salz, frisch gemahlener weißer Pfeffer • frisch geriebene Muskatnuss • 750 g Vollkornnudeln • 100 g Haselnusskerne 2 Bund Petersilie

1 Die Steckrübe schälen und in kurze, bleistiftdicke Stücke schneiden. Die Grünkohlblätter von den Stielen zupfen, waschen und hacken. Die Stiele vom harten Strunk befreien und fein zerkleinern. Die Zwiebel abziehen und hacken.

2 Das Öl in einem großen Topf erhitzen. Die Zwiebel darin bei mittlerer Hitze glasig dünsten. Die Rübenstifte, die zerkleinerten Grünkohlstiele und die Gemüsebrühe dazugeben, einmal aufkochen und zugedeckt bei schwacher Hitze etwa 7 Minuten bissfest garen. Die zerkleinerten Grünkohlblätter, den Sojadrink und den Käse darunter mischen und auf mittlere Hitze erwärmen.

3 Die Zitrone waschen, abtrocknen und 1/4 der Schale dünn abreiben. Den Saft auspressen. Das Gemüse mit der Zitronenschale, dem Zitronensaft, Salz, Pfeffer und Muskat abschmecken und zugedeckt warm halten.

4 Die Nudeln in reichlich kochendem Salzwasser nach Packungsvorschrift bissfest garen, dann abgießen und gut abtropfen lassen.

5 Die heißen Nudeln mit dem Gemüse vermischen. Die Nüsse und die Petersilie hacken und darüber streuen.

Nudelgratin mit Sauerkraut

Für 4 Personen
250 g breite Vollkornnudeln · Salz · 1 EL Öl · 250 g Sauer-
kraut · 1 Knoblauchzehe · 1 Bund Petersilie · 50 g Erdnuss-
kerne · 200 g Crème fraîche · 100 g frisch geriebener Grey-
erzer · 1/2 TL gemahlener Kümmel oder Kreuzkümmel
(Kumin) · frisch gemahlener weißer Pfeffer · 1 EL Butter

Pro Portion
etwa: 2700 kJ/
640 kcal,
22 g Eiweiß,
42 g Fett,
45 g Kohlen-
hydrate,
8 g Ballast-
stoffe

Zubereitungs-
zeit: 1 Stunde

1 Die Nudeln in reichlich kochendes Salzwasser geben und gerade eben bissfest garen: Wenn Sie eine Nudel durchbeißen, sollte sie noch einen harten Kern haben. Die Nudeln abgießen, abtropfen lassen und noch heiß mit dem Öl vermischen.

2 Das Sauerkraut grob zerschneiden. Den Knoblauch abziehen. Die Petersilie waschen und mit dem Knoblauch fein zerkleinern. Die Nüsse grob hacken.

3 Die Nudeln mit allen diesen Zutaten vermi-schen und in eine ofenfeste Form mit niedrigem Rand geben.

4 Die Crème fraîche mit dem Käse, dem Kümmel, Salz und Pfeffer verrühren und über das Gratin verteilen. Die Butter in kleinen Stückchen darauf legen.

5 Die Form auf einen Rost in den kalten Backofen (Mitte) stellen. Den Ofen auf 200 °C (Umluft 180 °C, Gas Stufe 3) schalten. Das Gratin etwa 30 Minuten backen, bis es schön gebräunt ist.

ERNÄHRUNGSINFORMATION Sauerkraut enthält viel Vitamin K (Phyllochinon), das u. a. für die Blutgerinnung verantwortlich ist. Da Vitamin K sehr hitze- und lichtempfindlich ist, sollten Sie Sauerkraut immer im Kühlschrank aufbewahren.

Gratinierter Bulgur mit Nüssen

Pro Portion etwa: 3000 kJ/ 710 kcal, 36 g Eiweiß, 34 g Fett, 65 g Kohlenhydrate, 13 g Ballaststoffe

Zubereitungszeit: 1 Stunde

Für 2 Personen

300 ml Wasser · 1/2 TL Instantgemüsebrühe · 150 g Bulgur frisch gemahlener schwarzer Pfeffer · 500 g Tomaten 1 mittelgroße Zwiebel · 75 g Erdnusskerne · 100 g frisch geriebener Emmentaler · Salz · 1 Bund Schnittlauch

1 Das Wasser zum Kochen bringen, die Gemüsebrühe dazugeben, kurz aufkochen lassen und den Topf von der Kochstelle nehmen.

2 Den Bulgur in eine ofenfeste Form mit niedrigem Rand streuen. Die Form sollte so groß sein, dass der Bulgur ihren Boden gerade eben bedeckt. Die Brühe dazugießen und reichlich Pfeffer darüber mahlen.

3 Die Form auf den Rost in den kalten Backofen (Mitte) stellen. Den Ofen auf 200 °C (Umluft 180 °C, Gas Stufe 3) schalten. Den Bulgur etwa 20 Minuten backen, bis die Brühe fast aufgesogen ist.

4 Inzwischen die Tomaten mit kochendem Wasser kurz überbrühen, häuten und in Scheiben schneiden. Die Zwiebel abziehen und hacken. Die Nüsse grob zerkleinern und mit dem Käse vermischen. Die Tomatenscheiben und die Zwiebel auf dem Bulgur verteilen und mit Salz würzen. Die Nuss-Käse-Mischung darüber streuen.

5 Den Bulgur weitere 20 Minuten backen, bis der Käse zerlaufen und leicht gebräunt ist. Den Schnittlauch fein zerkleinern und den Bulgur damit bestreut servieren. Dazu passt gemischter Salat.

TIPP Bulgur gibt es in türkischen Geschäften und Naturkostläden.

Brotauflauf mit Gemüse

Für 4 Personen

250 g altbackenes Roggenvollkornbrot • 1 Paket tiefge-
frorene Erbsen (300 g) • 1/2 l Milch • Salz, Cayennepfeffer
frisch geriebene Muskatnuss • 1 Zwiebel • 1 Bund Petersilie
300 g Tomaten • 2 Eier • 100 g frisch geriebener Bergkäse
50 g Sesam • 50 g Butter

Pro Portion
etwa: 2500 kJ/
600 kcal,
28 g Eiweiß,
33 g Fett,
46 g Kohlen-
hydrate,
9 g Ballast-
stoffe

Zubereitungs-
zeit: 1 Stunde
und 40 Minuten

1 Das Brot würfeln und mit den Erbsen in eine Schüssel geben. Die Milch mit je 1 kräftigen Prise Salz, Cayennepfeffer und Muskat erhitzen und über das Brot und die Erbsen gießen. Zugedeckt etwa 30 Minuten ziehen lassen, bis die Milch fast aufgesogen ist.

2 Inzwischen die Zwiebel abziehen und die Petersilie waschen. Beides fein hacken. Die Tomaten kurz überbrühen, häuten und würfeln. Die Eier trennen. Die Brotmischung mit der Zwiebel, der Petersilie, den Tomaten und den Eigelben vorsichtig vermengen, bis sich die Zutaten miteinander verbunden haben.

3 Das Eiweiß steif schlagen, den Käse über die Brotmischung streuen und den Eischnee darunter heben. Die Masse in eine ofenfeste Form mit hohem Rand geben und glatt streichen, gleichmäßig mit dem Sesam bestreuen. Die Butter in Flöckchen schneiden und darauf verteilen.

4 Die Form auf einen Rost in den kalten Backofen (unten) stellen. Den Ofen auf 200 °C (Umluft 180 °C, Gas Stufe 3) schalten. Den Auflauf etwa 1 Stunde backen, bis er leicht gebräunt ist.

TIPP Dazu passt Weißkohlsalat (Rezept Seite 27; Nüsse weglassen).

Graupensuppe mit Roter Bete

Pro Portion etwa: 620 kJ/ 150 kcal, 5 g Eiweiß, 5 g Fett, 20 g Kohlenhydrate, 5 g Ballaststoffe

Zubereitungszeit: 35 Minuten

Für 4 Personen

50 g Graupen · 1 Zwiebel · 1 EL Öl · 1/2 l Gemüsebrühe
300 g Rote Bete · 1 Stück Meerrettich (etwa 50 g)
1 kleines Bund Schnittlauch · 1/4 l Milch

1 Die Graupen in einem Sieb kalt abspülen, bis das abfließende Wasser klar bleibt. Gut abtropfen lassen. Die Zwiebel abziehen und fein hacken.

2 Das Öl in einem Topf erhitzen. Die Zwiebel darin unter ständigem Rühren bei schwacher Hitze glasig dünsten. Die Graupen dazugeben und einige Male umrühren. Mit der Brühe ablöschen, aufkochen und die Suppe zugedeckt bei schwacher Hitze 15 Minuten garen.

3 Inzwischen die Rote Bete schälen und fein ras-peln. In die Suppe geben, erneut aufkochen und zugedeckt bei schwacher Hitze weitere 10 Minuten garen, bis die Graupen weich sind.

4 Den Meerrettich schälen und im Blitzhacker fein zerkleinern. Den Schnittlauch waschen und in feine Ringe schneiden. Die Milch und den Meerrettich in die Suppe rühren und erhitzen, aber nicht mehr aufkochen.

5 Die Suppe auf heißen Tellern verteilen. Mit dem Schnittlauch bestreut servieren.

ERNÄHRUNGSINFORMATION Die typische Schärfe des Meerrettichs stammt von dem darin enthaltenen Senföl, das in geringerer Menge auch in Rettich und Radieschen vorkommt. Damit er seinen charakteristischen scharfen Geschmack behält, sollte man Meerrettich rasch servieren und nicht mitkochen. Kurzes Erhitzen in einer Sauce oder Suppe schadet aber nicht.

Grünkernsuppe mit Pilzen

Für 3 Personen
3/4 l Wasser • 2 TL Instantgemüsebrühe • 75 g Grünkern
1 Bund Frühlingszwiebeln • 250 g Egerlinge • 1 Bund Peter-
silie • 1 EL Öl • 125 g Sahne • Salz, Cayennepfeffer

**Pro Portion
etwa: 1100 kJ/
260 kcal,
8 g Eiweiß,
18 g Fett,
21 g Kohlen-
hydrate,
6 g Ballast-
stoffe**

**Quellzeit:
6 Stunden
Zubereitungs-
zeit: 25 Minuten**

1 Das Wasser zum Kochen bringen, die Gemüsebrühe dazugeben, kurz aufkochen und abkühlen lassen.

2 Den Grünkern in der Gemüsebrühe etwa 6 Stunden zugedeckt einweichen. Den Topf dann auf die Kochstelle setzen, den Grünkern aufkochen und zugedeckt bei schwacher Hitze etwa 20 Minuten garen.

3 Inzwischen die Frühlingszwiebeln putzen, waschen und in feine Ringe schneiden. Die Pilze ebenfalls putzen, aber möglichst nicht waschen, und in Scheiben schneiden. Die Petersilie waschen und fein hacken. Das Öl in einer Pfanne erhitzen. Die Frühlingszwiebeln und die Pilze darin bei starker bis mittlerer Hitze unter ständigem Wenden etwa 2 Minuten dünsten, bis die Frühlingszwiebeln gerade eben gar sind.

4 Die Frühlingszwiebeln und die Pilze in die Suppe geben. Die Sahne dazugießen und die Suppe noch einmal erhitzen, aber nicht mehr aufkochen. Die Suppe mit Salz und Cayennepfeffer abschmecken, auf vorgewärmten Tellern verteilen und mit der Petersilie bestreuen.

ERNÄHRUNGSINFORMATION Grünkern enthält reichlich Phosphor. Dieser Mineralstoff ist, ähnlich wie Kalzium, unentbehrlich für den Aufbau von Knochen und Zähnen und sorgt für Leistungskraft und Vitalität.

Graupen mit Gemüse

Pro Portion etwa: 2000 kJ/ 480 kcal, 20 g Eiweiß, 19 g Fett, 56 g Kohlenhydrate, 16 g Ballaststoffe

Zubereitungszeit: 40 Minuten

Für 4 Personen

1 rote Pfefferschote · 1 Zwiebel · 2 Zweige Rosmarin 300 g Graupen · 3 EL Olivenöl · 375 ml Gemüsebrühe 1/4 l Sojadrink · 750 g Spinat · 500 g Tomaten 2 Knoblauchzehen · 75 g Erdnusskerne · Salz

1 Die Pfefferschote längs halbieren, von den Kernen befreien, waschen und in feine Streifen schneiden. Die Zwiebel abziehen und fein hacken. Die Rosmarinblättchen abzupfen und fein zerkleinern. Die Graupen kalt abspülen.

2 2 Esslöffel Olivenöl in einem Topf erhitzen. Die Pfefferschote, die Zwiebel, den Rosmarin und die Graupen darin bei schwacher Hitze unter Rühren andünsten. Die Gemüsebrühe und den Sojadrink dazugeben, alles kurz aufkochen und die Graupen zugedeckt bei schwacher Hitze etwa 20 Minuten garen.

3 Den Spinat verlesen, waschen und grob hacken. Die Tomaten kurz mit heißem Wasser überbrühen, dann häuten und in kleine Würfel schneiden. Den Knoblauch abziehen und mittelfein hacken. Den zerkleinerten Spinat und die gewürfelten Tomaten unter die Graupen mischen und bei starker Hitze unter ständigem Rühren etwa 3 Minuten schmoren, bis das Gemüse heiß ist.

4 Das restliche Olivenöl in einer Pfanne erhitzen. Den gehackten Knoblauch und die Erdnüsse hineingeben und bei schwacher Hitze leicht anbräunen. Die fertigen Graupen mit etwas Salz abschmecken und mit der Knoblauch-Nuss-Mischung bestreut auf vorgewärmten Tellern anrichten.

Reis mit Rindfleisch und Kräutern

Für 4 Personen
10 g getrocknete Spitzmorcheln • 1 1/8 l Wasser
500 g Langkornreis • Salz • 500 g Tomaten • 1 Zwiebel
1 Bund frischer Majoran • 200 g Rinderfilet • 2 EL Olivenöl
1/8 l Gemüsebrühe • Saft von 1/2 Zitrone • 1/2 Bund Petersilie

**Pro Portion
etwa: 1000 kJ/
240 kcal,
21 g Eiweiß,
9 g Fett,
75 g Kohlen-
hydrate,
4 g Ballast-
stoffe**

**Ruhezeit:
3 Stunde
Zubereitungs-
zeit: 50 Minuten**

1 Die Morcheln in 1/8 Liter Wasser etwa 3 Stunden einweichen. Anschließend abgießen, das Wasser jedoch auffangen und durch eine Kaffeefiltertüte sieben. Die Morcheln in einem Sieb kalt abspülen und in gleich große Scheiben schneiden.

2 Den Reis in 1 Liter Salzwasser aufkochen und zugedeckt bei schwacher Hitze etwa 20 Minuten ausquellen lassen.

3 Die Tomaten kurz überbrühen, häuten und würfeln. Die Zwiebel abziehen und mit dem Majoran hacken. Das Fleisch quer zur Faser in fingerdicke Scheiben schneiden.

4 1 Esslöffel Öl in einer Pfanne erhitzen. Die Zwiebel darin bei schwacher Hitze unter Rühren glasig andünsten. Die Morcheln, die Tomaten, den Majoran und das Pilzwasser dazugeben und aufkochen. Bei starker Hitze unter Rühren etwa 1 Minute kochen lassen. Zugedeckt warm halten.

5 Den Rest des Öls in einer zweiten Pfanne erhitzen. Das Fleisch darin bei mittlerer bis starker Hitze etwa 30 Sekunden anbraten und anschließend unter die Tomaten mischen. Die Brühe und den Zitronensaft in die Pfanne geben und den Bratfond damit lösen. Die Petersilie fein hacken.

6 Den Reis, die Tomaten, das Fleisch und den Bratfond aus der Pfanne mischen, salzen und mit der Petersilie bestreuen.

Pilaw mit Gemüse

Pro Portion etwa: 1500 kJ/ 360 kcal, 17 g Eiweiß, 20 g Fett, 72 g Kohlenhydrate, 8 g Ballaststoffe

Zubereitungszeit: 1 Stunde

Für 3 Personen

8 Trockenpflaumen (etwa 50 g) • 50 ml Wasser
1 große Zwiebel • 2 Knoblauchzehen • 3 EL Öl
300 g Natur-Langkornreis • 3/4 l Gemüsebrühe • Salz
1 rote Pfefferschote • 1 TL Safranfäden
1 Paket tiefgefrorener Brokkoli (300 g) • 100 g Spinat
50 g Pistazienkerne • Saft von 1/2 Zitrone

1 Die Trockenpflaumen in dem Wasser zugedeckt einweichen.

2 Die Zwiebel und den Knoblauch abziehen und hacken. 1 Esslöffel Öl in einem Topf erhitzen. Die Zwiebel, den Knoblauch und den Reis darin bei mittlerer Hitze unter Rühren anbraten. Die Brühe, Salz, die Pfefferschote und den Safran dazugeben, einmal aufkochen. Den Topf zugedeckt in den kalten Backofen (unten) stellen. Bei 180 °C (Umluft 160 °C, Gas Stufe 2–2 1/2) etwa 20 Minuten garen.

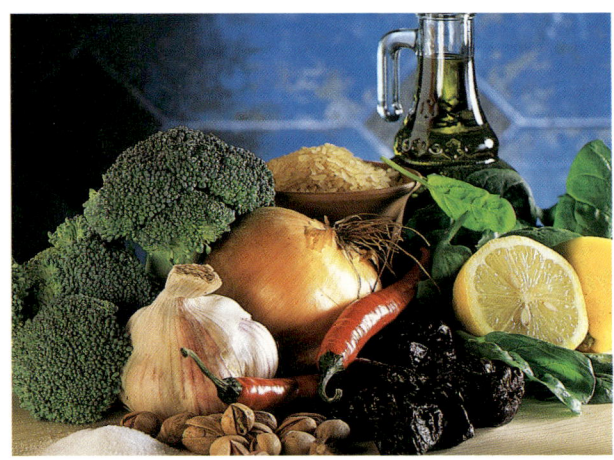

Vollkornreis, einmal anders: Mit Trockenfrüchten und Knoblauch wird's orientalisch.

3 Den Brokkoli auftauen lassen, grob zerkleinern, unter den Pilaw mischen und alles weitere 25 Minuten garen.
4 Den Spinat verlesen, waschen und trockenschwenken. Das restliche Öl in einer großen Pfanne erhitzen. Die Pistazien-kerne unter Rühren darin bei mittlerer Hitze etwa 3 Minuten rösten.
5 Spinat, Zitronensaft und Pflaumen mit dem Einweichwasser dazugeben und unter Rühren erhitzen. Unter den Pilaw mischen. Mit den Pistazien bestreut servieren.

Roggen mit Sahnegrünkohl

Für 2 Personen

150 g Roggenkörner • 300 ml Wasser • Salz • 1 Zwiebel 1 Knoblauchzehe • 1 EL Öl • 1 Paket tiefgefrorener Grünkohl (450 g) • 150 g Sahne • frisch gemahlener weißer Pfeffer • frisch geriebene Muskatnuss • 50 g Haselnusskerne 1 Bund Schnittlauch

Pro Portion etwa: 3100 kJ/ 740 kcal, 22 g Eiweiß, 48 g Fett, 52 g Kohlenhydrate, 23 g Ballaststoffe

Quellzeit: 6 Stunden Zubereitungszeit: 1 Stunde und 30 Minuten

1 Den Roggen etwa 6 Stunden zugedeckt im Wasser einweichen. Dann salzen, aufkochen und zugedeckt bei schwacher Hitze etwa 1 1/2 Stunden garen.
2 Die Zwiebel und den Knoblauch abziehen und hacken. Das Öl in einem Topf erhitzen. Die Zwiebel und den Knoblauch darin bei schwacher Hitze glasig andünsten. Den Grünkohl hinzufügen und nach Packungsaufschrift garen. Die Sahne dazugeben und mit Salz, Pfeffer und Muskat abschmecken.
3 Die Nüsse hacken, den Schnittlauch waschen und in feine Ringe schneiden. Beides mit dem Roggen mischen. Mit dem Grünkohl anrichten.

Brotkuchen mit Weißkohlgemüse

Pro Portion etwa: 2300 kJ/ 550 kcal, 24 g Eiweiß, 26 g Fett, 55 g Kohlenhydrate, 16 g Ballaststoffe

Zubereitungszeit: 2 Stunden und 30 Minuten

Für 6 Personen

Für den Brotkuchen: 300 g Weizenvollkornmehl
1 Päckchen Trockenhefe • 1 TL Salz • 200 g altbackenes Roggenvollkornbrot • 1/2 l Wasser • 1 Zwiebel • 1 Bund Petersilie
3 Eier • 100 g frisch geriebener Bergkäse • Cayennepfeffer
frisch geriebene Muskatnuss
Für die Form: Butter oder Öl
Für das Weißkohlgemüse: 1 Weißkohl (etwa 700 g)
500 g Tomaten • 350 g Sauerkraut • 1 Zwiebel • 1 Knoblauchzehe • 2 EL Öl • 100 g Crème fraîche • Salz, Cayennepfeffer
1 Päckchen tiefgefrorene gemischte Kräuter • 75 g Sonnenblumenkerne

1 Das Mehl, die Hefe und das Salz in einer Schüssel vermischen. Das Brot würfeln und in eine andere Schüssel geben. Das Wasser erhitzen. Sobald es lauwarm ist, die Hälfte davon zum Mehl gießen. Den Rest aufkochen und über das Brot gießen. Die Mehlmischung mit den Knethaken des Handrührgeräts etwa 5 Minuten kneten, bis der Teig Blasen bildet. Den Teig zugedeckt bei Zimmertemperatur ungefähr 45 Minuten ruhen lassen, bis sich sein Volumen etwa verdoppelt hat. Das Brot ebenso lange ziehen lassen.

2 Die Zwiebel abziehen. Die Petersilie waschen und mit der Zwiebel fein hacken. Das Brot, die Zwiebel, die Petersilie, die Eier, den Käse und je 1 kräftige Prise Cayennepfeffer und Muskat zum Teig geben und alles vermischen.

3 Eine Springform von 26 Zentimeter Durchmesser gründlich einfetten. Den Teig hineingeben und zugedeckt etwa 15 Minuten gehen lassen.

Die Form auf den Rost in den kalten Backofen (unten) stellen. Den Ofen auf 180 °C (Umluft 160 °C, Gas Stufe 2–2 1/2) schalten. Den Kuchen etwa 1 Stunde backen.

4 Inzwischen das Gemüse zubereiten: den Weißkohl vierteln, putzen, waschen und zerkleinern (eine genaue Beschreibung der Vorbereitung von Kohl finden Sie im Special auf Seite 40f.). Die Tomaten kurz überbrühen, häuten und würfeln, das Sauerkraut grob zerschneiden, die Zwiebel und den Knoblauch abziehen und hacken.

5 Die Hälfte des Öls in einem großen Schmortopf erhitzen. Die Zwiebel und den Knoblauch darin bei schwacher Hitze unter Rühren glasig andünsten. Den Kohl, die Tomaten, das Sauerkraut und die Crème fraîche darunter mischen, alles mit Salz und Cayennepfeffer würzen und aufkochen. Das Gemüse zugedeckt bei mittlerer bis schwacher Hitze etwa 20 Minuten garen, bis der Kohl bissfest ist. Die Kräuter darunter mischen.

6 Das restliche Öl in einer kleinen Pfanne erhitzen. Die Sonnenblumenkerne darin bei schwacher Hitze unter Rühren goldbraun rösten.

7 Den Brotkuchen aus dem Ofen nehmen und in der Form etwa 10 Minuten stehen lassen. Herauslösen, wie eine Torte aufschneiden und auf vorgewärmten Tellern verteilen. Das Kohlgemüse daneben anrichten und mit den Sonnenblumenkernen bestreut servieren.

Der Brotkuchen hält sich im Kühlschrank mehrere Tage. Wenn Sie ihn lieber heiß genießen: In der Mikrowelle ist er schnell aufgewärmt.

TIPP Sie können den Brotkuchen – wie eine Quiche – auch lauwarm mit Salat als Imbiss, als Snack zu Wein oder Bier oder als Bestandteil eines Buffets servieren. Statt Roggenvollkornbrot können Sie jedes andere altbackene Vollkornbrot verwenden.

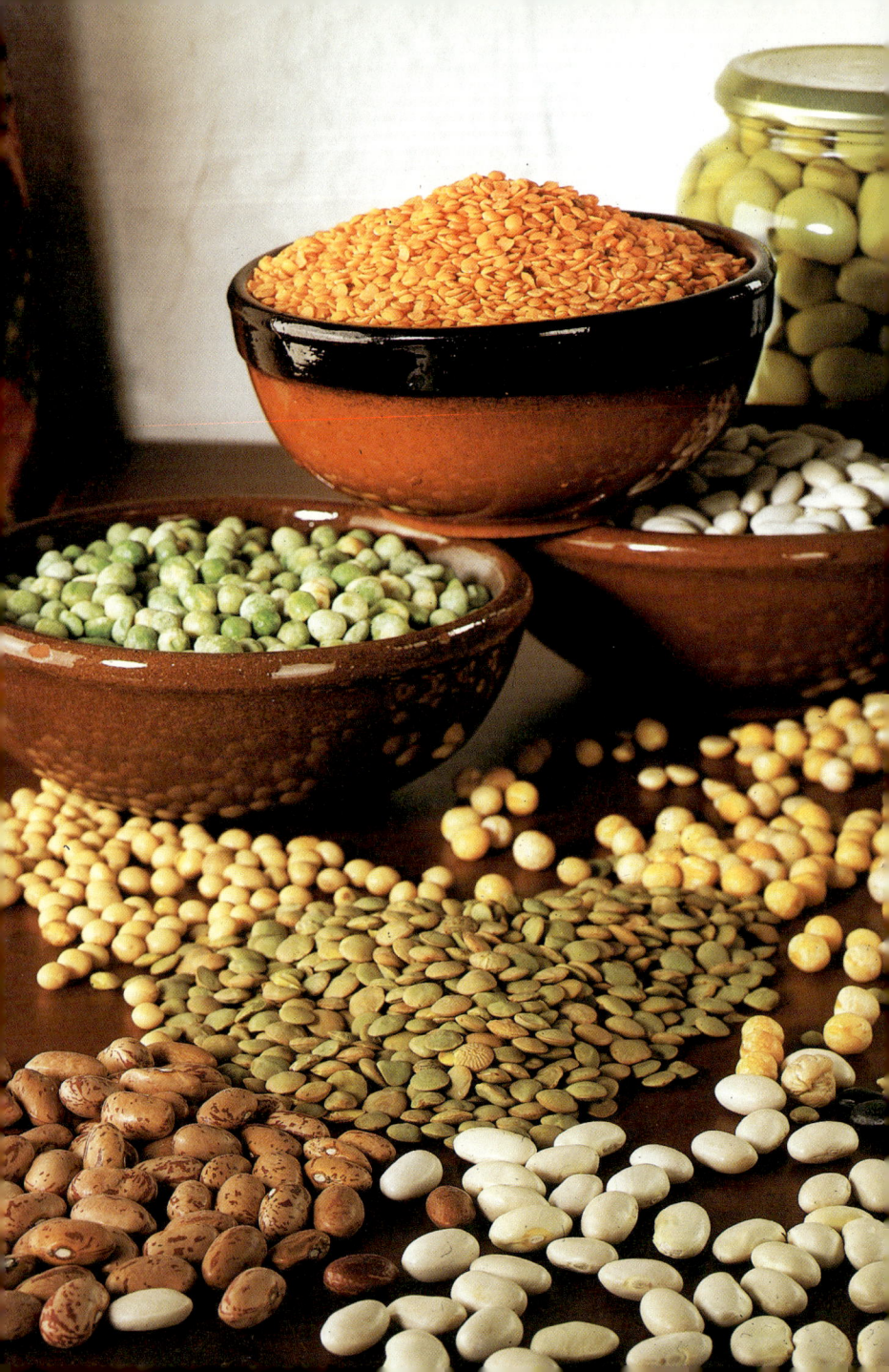

Hülsenfrüchte

Schon beim ersten Probieren werden Sie merken, wie toll sich Linsen und Erbsen mit Tofu – ein Produkt aus Sojabohnen –, frischen Kräutern, Milchprodukten und feinen Gewürzen ergänzen. Lassen Sie sich auch von Ungewöhnlichem überzeugen, und versuchen Sie doch einmal Tofuschnitzel oder Lasagne mit dicken Bohnen und Tomaten.

Kichererbsensalat

Für 2 Personen
150 g Kichererbsen · 300 ml Wasser · 1 TL Instantgemüsebrühe · 1 rote Zwiebel · 1/2 Bund Petersilie · 1 kleine unbehandelte Zitrone · 100 g Spinat · 3 EL Olivenöl · 30 g Mandelstifte · Salz, frisch gemahlener weißer Pfeffer

1 Die Kichererbsen in dem Wasser etwa 6 Stunden zugedeckt einweichen. Dann die Gemüsebrühe hinzufügen, die Kichererbsen einmal aufkochen und zugedeckt bei schwacher Hitze etwa 1 1/2 Stunden weich garen. Zusammen mit der verbliebenen Brühe lauwarm abkühlen lassen.
2 Die Zwiebel abziehen, die Petersilie waschen. Beides fein hacken. Die Zitrone waschen, ein etwa 5 Zentimeter langes Stück Schale abschneiden und hacken. Die Zitrone auspressen.
3 Den Spinat verlesen, waschen und in Streifen schneiden. Alle Zutaten, das Öl und die Mandeln unter die Kichererbsen mischen. Den Salat mit Salz und 1 kräftigen Prise Pfeffer abschmecken.

Pro Portion etwa: 2000 kJ/ 480 kcal, 20 g Eiweiß, 26 g Fett, 40 g Kohlenhydrate, 11 g Ballaststoffe

Quellzeit: 6 Stunden Zubereitungszeit: 1 Stunde und 40 Minuten

Zucchinisalat mit mariniertem Tofu

Pro Portion etwa: 720 kJ/ 170 kcal, 7 g Eiweiß, 13 g Fett, 6 g Kohlenhydrate, 2 g Ballaststoffe

Zubereitungszeit: 1 Stunde und 15 Minuten

Für 4 Personen

75 ml Gemüsebrühe · 2 TL scharfer Senf · 3 EL Zitronensaft
4 EL Maiskeimöl · Salz, Cayennepfeffer · 250 g Tofu
300 g Zucchini · 200 g Tomaten · 1 Bund Schnittlauch
1 Hand voll Brunnenkresse oder 1 Kästchen Gartenkresse

1 Für die Marinade die Gemüsebrühe mit dem Senf, dem Zitronensaft, dem Öl, etwas Salz und 1 kräftigen Prise Cayennepfeffer in einer Schüssel verrühren.

2 Den Tofu abtropfen lassen, in kleine Würfel schneiden, mit der Marinade vermischen und zugedeckt bei Zimmertemperatur etwa 1 Stunde marinieren.

3 Für den Salat die Zucchini und die Tomaten waschen und abtrocknen.

Die Zucchini von den Stiel- und Blütenansätzen befreien und grob raspeln. Die Tomaten würfeln, dabei die harten Stielansätze entfernen. Den Schnittlauch waschen, trockentupfen und fein hacken. Die Brunnen- oder Gartenkresse waschen. Alle Zutaten mischen.

4 Den Salat auf Tellern verteilen und mit Salz würzen. Die Tofuwürfel über dem Salat verteilen. Dazu passt Vollkornbrot.

Pro Portion etwa: 1600 kJ/ 380 kcal, 15 g Eiweiß, 21 g Fett, 34 g Kohlenhydrate, 10 g Ballaststoffe

Dicke Bohnen mit Tomaten und Kräutersahne

Für 2 Personen

1 Paket tiefgefrorene dicke Bohnen (300 g) · 4 EL Wasser
Salz · 400 g Tomaten · 100 g Crème fraîche · Cayennepfeffer
1 Päckchen tiefgefrorene gemischte Kräuter

1 Die dicken Bohnen mit dem Wasser und etwas Salz zugedeckt etwa 15 Minuten garen.
2 Inzwischen die Tomaten kurz überbrühen, häuten und würfeln, die harten Stielansätze dabei entfernen.

3 Die Tomaten und die Crème fraîche unter die Bohnen mischen, mit Salz und Cayennepfeffer würzen und 1-mal aufkochen. Die Kräuter darunter mischen. Dazu passen Käsefladen (Rezept Seite 84, Gemüse weglassen).

Zubereitungszeit: 20 Minuten

Sahnesuppe mit dicken Bohnen

Für 3 Personen
*1 mehlig kochende Kartoffel (etwa 150 g) · 1 Zwiebel
1 Knoblauchzehe · 1 EL Öl · 1 TL getrocknetes Bohnenkraut
1/2 l Gemüsebrühe · 1 Paket tiefgefrorene dicke Bohnen
(300 g) · 100 g Sahne · Salz, Cayennepfeffer · 50 g Erdnusskerne · 1 Bund Schnittlauch*

**Pro Portion
etwa: 1600 kJ/
380 kcal,
15 g Eiweiß,
22 g Fett,
31 g Kohlen-
hydrate,
5 g Ballast-
stoffe**

Zubereitungszeit: 45 Minuten

1 Die Kartoffel dünn abschälen, waschen und in mittelgroße Stücke schneiden. Die Zwiebel und den Knoblauch abziehen und fein hacken.
2 Das Öl in einem Topf erhitzen. Die Kartoffel, die Zwiebel und den Knoblauch zusammen mit dem Bohnenkraut darin bei mittlerer Hitze andünsten. Die Gemüsebrühe und die gefrorenen

dicken Bohnen hinzufügen, alles kurz aufkochen und zugedeckt bei schwacher Hitze etwa 20 Minuten garen. Die Sahne hinzufügen, die Suppe noch einmal erhitzen, aber nicht mehr aufkochen. Mit Salz und Cayennepfeffer abschmecken.
3 Die Erdnüsse und den Schnittlauch fein zerkleinern. Die Suppe damit bestreut servieren.

Scharfe Bohnensuppe mit Schafskäse

Pro Portion etwa: 1500 kJ/ 360 kcal, 20 g Eiweiß, 12 g Fett, 40 g Kohlenhydrate, 10 g Ballaststoffe

Quellzeit: 6 Stunden Zubereitungszeit: 1 Stunde und 30 Minuten

Für 4 Personen
1 1/2 l Wasser • 3 TL Instantgemüsebrühe • 250 g schwarze Bohnen • 1–2 frische grüne Pfefferschoten • 1 grüner Paprika 250 g Tomaten • 1 große Zwiebel • 1 Knoblauchzehe • 1 EL Öl 150 g schnittfester Schafskäse • 1 kleines Bund Petersilie • Salz

1 Das Wasser zum Kochen bringen, die Gemüsebrühe dazugeben, kurz aufkochen und anschließend abkühlen lassen.
2 Die Bohnen in der Brühe etwa 6 Stunden zugedeckt einweichen. Die Pfefferschoten der Länge nach halbieren, den Stielansatz und die Kerne entfernen. Die Schotenhälften kalt abspülen, in Streifen schneiden und zu den eingeweichten Bohnen geben. Die Bohnen 1-mal aufkochen und zugedeckt bei schwacher Hitze etwa 1 1/2 Stunden weich garen.
3 Inzwischen die Paprikaschote putzen, waschen und in Streifen schneiden. Die Tomaten häuten und würfeln, die harten Stielansätze dabei entfernen.

Die Zwiebel und den Knoblauch abziehen und fein hacken.
4 Das Öl in einer Pfanne erhitzen. Die Paprikaschote, die Tomaten, die Zwiebel und den Knoblauch darin bei mittlerer Hitze unter häufigem Wenden etwa 5 Minuten dünsten.
5 Den Schafskäse zerbröckeln, zu den Bohnen geben und bei schwacher bis mittlerer Hitze unter Rühren in der Suppe erwärmen. Das gedünstete Gemüse hinzufügen und darunter mischen.
6 Die Petersilie waschen und fein hacken. Die Bohnensuppe mit Salz abschmecken, auf vorgewärmte Teller verteilen und mit der Petersilie bestreut sofort servieren.

Bohnensalat mit Gemüse

Für 4 Personen
250 g schwarze Bohnen · 1/2 l Wasser · 1 TL Instantgemüse-brühe · 1 EL getrockneter Thymian · 5 EL milder Rotwein-essig · 5 EL Olivenöl · 400 g Frühlingszwiebeln · 400 g Stan-gensellerie · 300 g Tomaten · 1 Knoblauchzehe · Salz, frisch gemahlener schwarzer Pfeffer · 200 g Vollkornbrot

Pro Portion etwa: 1800 kJ/ 430 kcal, 20 g Eiweiß, 12 g Fett, 61 g Kohlen-hydrate, 20 g Ballast-stoffe

Quellzeit: 6 Stunden Zubereitungs-zeit: 1 Stunde und 45 Minuten

1 Die Bohnen mit dem Wasser übergießen und zugedeckt etwa 6 Stunden einweichen. Anschließend mit der Brühe und dem Thymian aufkochen und zugedeckt etwa 1 1/2 Stunden bissfest garen. Den Essig und 4 Esslöffel Öl darunter mischen. Die Bohnen erkalten lassen.
2 Inzwischen die Früh-lingszwiebeln von allen welken Blättern und den Blattspitzen befreien, wa-schen und in feine Ringe schneiden. Die Selle-rieblättchen abschneiden und hacken. Die Sellerie-stangen putzen, waschen und in kleine Stücke schneiden. Die Tomaten waschen, abtrocknen und würfeln, dabei die Stiel-ansätze herausschneiden. Den Knoblauch abziehen und hacken.
3 Alle Zutaten mit den Bohnen vermischen. Den Salat mit Salz und Pfeffer würzen. Das Brot würfeln.
4 Das restliche Öl in ei-ner Pfanne erhitzen. Das Brot darin bei schwacher bis mittlerer Hitze unter häufigem Wenden knus-prig braten. Den Salat auf 4 Tellern verteilen und mit den Brotwürfeln be-streut servieren.

ERNÄHRUNGSINFORMATION Die saftigen grünen Blätter von Frühlingszwiebeln enthalten nicht nur zusätzliche Ballaststoffe, sondern auch besonders viel Magnesium – gut für Muskeln und Nerven.

Linsensuppe mit Apfel und Curry

Pro Portion etwa: 900 kJ/ 210 kcal, 10 g Eiweiß, 8 g Fett, 26 g Kohlenhydrate, 6 g Ballaststoffe

Zubereitungszeit: 1 Stunde

Für 4 Personen

1 Zwiebel · 1 Knoblauchzehe · 1 EL Öl · 150 g Linsen 1–2 EL Currypulver · 1 l Gemüsebrühe · 1 säuerlicher Apfel (Boskop oder Glockenapfel) · 2 EL Zitronensaft · 50 g Crème fraîche · Salz, Cayennepfeffer · 1 kleines Bund Petersilie

1 Die Zwiebel und den Knoblauch abziehen und hacken.

2 Das Öl in einem Topf erhitzen. Linsen, Zwiebel und den Knoblauch darin

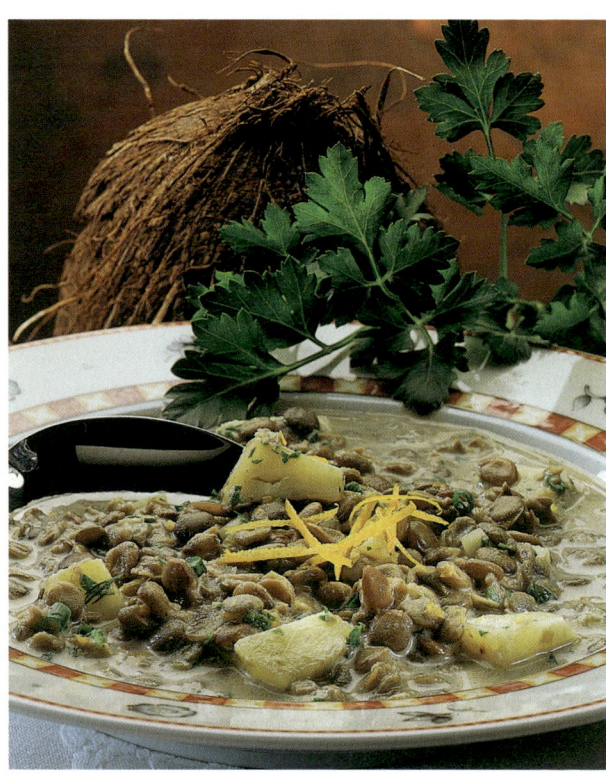

Mit Kokosaroma und frischer Ananas erlebt die gute alte Linsensuppe eine ungewohnte Renaissance.

bei mittlerer Hitze unter Rühren etwa 1 Minute andünsten. Das Currypulver darunter mischen. Mit der Brühe ablöschen, aufkochen und zugedeckt bei schwacher Hitze etwa 45 Minuten garen, bis die Linsen bissfest sind.

3 Den Apfel vierteln, schälen, vom Kerngehäuse befreien und in kleine Würfel schneiden. Mit dem Zitronensaft und der Crème fraîche in die Suppe geben und erneut aufkochen.

4 Mit Salz und Cayennepfeffer abschmecken. Zum Schluss die Petersilie hacken und über die Suppe streuen.

Linsensuppe mit Ananas und Kokos

Für 4 Personen
150 g Linsen · 1 l Gemüsebrühe · 1/2 TL Ingwerpulver
1 Scheibe frische Ananas (etwa 200 g)
1/2 unbehandelte Orange · 50 g Kokoscreme · Salz,
Cayennepfeffer · 1 EL tiefgefrorene gemischte Kräuter

Pro Portion etwa: 790 kJ/ 190 kcal, 10 g Eiweiß, 5 g Fett, 20 g Kohlenhydrate, 6 g Ballaststoffe

Zubereitungszeit: 1 Stunde

1 Die Linsen mit der Gemüsebrühe und dem Ingwerpulver aufkochen und zugedeckt bei schwacher Hitze etwa 45 Minuten bissfest garen.

2 Inzwischen die Ananas rundherum schälen und die »Warzen« entfernen. Den härteren Innenkern in kleine Würfel schneiden. Die Orangenschale dünn abschneiden und fein hacken. Die Orange auspressen.

3 Die Ananas, die Orangenschale, den Saft und die Kokoscreme in die Suppe mischen und 1-mal aufkochen. Die Suppe mit wenig Salz und 1 kräftigen Prise Cayennepfeffer würzen.

Die Kräuter darunter mischen. Auf vorgewärmten Tellern servieren.

Dicke Bohnen
mit Kartoffeln und Nudeln

Pro Portion etwa: 2600 kJ/ 620 kcal, 29 g Eiweiß, 26 g Fett, 68 g Kohlenhydrate, 12 g Ballaststoffe

Zubereitungszeit: 50 Minuten

Für 4 Personen

2 Knoblauchzehen • 2 Bund Basilikum • 100 g Parmesan 50 g Mandelstifte • 4 EL Olivenöl • Cayennepfeffer, Salz 1 Paket tiefgefrorene dicke Bohnen (300 g) • 250 g fest kochende Kartoffeln • 250 g Vollkornspaghetti • 300 g Tomaten

1 Für die Basilikumpaste die Knoblauchzehen abziehen, das Basilikum waschen und grob hacken. Den Parmesan reiben. Diese Zutaten zusammen mit den Mandeln im Blitzhacker sehr fein zerkleinern. Diese Masse in eine Schüssel geben. Esslöffelweise das Öl darunter rühren, bis eine dicke Paste entstanden ist. Die Paste mit 1 kräftigen Prise Cayennepfeffer abschmecken.

2 In einem weiten Topf reichlich Salzwasser zum Kochen bringen. Die dicken Bohnen hineingeben, aufkochen und zugedeckt bei schwacher Hitze etwa 8 Minuten garen.

3 Inzwischen die Kartoffeln schälen, waschen und in mittelgroße Stücke schneiden. Zu den Bohnen geben, 1-mal kurz aufkochen und weitere 10 Minuten bei schwacher Hitze garen lassen. Die Bohnen mit den Kartoffeln erneut aufkochen, die Nudeln hinzufügen und alles im offenen Topf bei mittlerer Hitze etwa 6 Minuten garen, bis die Nudeln bissfest sind.

4 Inzwischen die Tomaten kurz mit heißem Wasser überbrühen, dann häuten und würfeln. Zusammen mit der Basilikumpaste und 4 Esslöffeln Kochwasser in eine vorgewärmte Schüssel geben. Die Bohnenmischung abgießen und in der Schüssel mit den anderen Zutaten vermischen.

Scharf gewürzte Bohnen aus dem Ofen

Für 4 Personen

400 g schwarze Bohnen · 1 l Wasser · 500 g Tomaten
1 Zwiebel · 1 Knoblauchzehe · 2 frische grüne Pfefferschoten
1 Hand voll Salbeiblättchen · 1 EL Öl · Salz · 50 g Roggen-
vollkornbrot · 50 g Kokosraspel · 50 g Butter

**Pro Portion
etwa: 2300 kJ/
550 kcal,
24 g Eiweiß,
17 g Fett,
73 g Kohlen-
hydrate,
15 g Ballast-
stoffe**

**Quellzeit:
6 Stunden
Zubereitungs-
zeit: 2 Stunden
und 30 Minuten**

1 Die Bohnen etwa 6 Stunden zugedeckt im Wasser einweichen. Dann mit dem Einweichwasser aufkochen und zugedeckt bei schwacher Hitze etwa 50 Minuten garen.

2 Inzwischen die Tomaten überbrühen, häuten und würfeln. Die Zwiebel und den Knoblauch abziehen und fein hacken. Die Pfefferschoten der Länge nach halbieren. Den harten Stielansatz und die Kerne entfernen. Die Schotenhälften kalt abspülen und in Streifen schneiden. Die Salbeiblättchen waschen, trockentupfen und grob hacken.

3 Das Öl in einem großen Schmortopf erhitzen. Die Zwiebel und die Knoblauchzehe darin bei schwacher Hitze glasig dünsten. Die Bohnen einschließlich der Garflüssigkeit, die Tomaten, die Pfefferschote und den Salbei dazugeben, mit etwas Salz würzen.

4 Den Topf schließen und auf einen Rost in den kalten Backofen (unten) stellen. Den Ofen auf 180 °C (Umluft 160 °C, Gas Stufe 2–2 1/2) schalten. Die Bohnen etwa 45 Minuten backen.

5 Das Brot zerkrümeln, mit den Kokosraspeln und der Butter vermischen und über den Bohnen verteilen. Die Bohnen im offenen Topf weitere 45 Minuten backen. Dazu passt kräftiges Vollkornbrot.

Kichererbsen mit Auberginen

Pro Portion etwa: 1900 kJ/ 450 kcal, 18 g Eiweiß, 24 g Fett, 41 g Kohlen- hydrate, 12 g Ballast- stoffe

Quellzeit: 6 Stunden Zubereitungs- zeit: 2 Stunden

Für 4 Personen

250 g Kichererbsen · 1/2 l Gemüsebrühe · 2 Zwiebeln
1 Lorbeerblatt · 3 Gewürznelken · 500 g Auberginen
6 EL Olivenöl · 2 Knoblauchzehen · 1 kleines Bund Petersilie
300 g Tomaten · Salz, frisch gemahlener schwarzer Pfeffer
50 g Sesam

1 Die Kichererbsen mit der Gemüsebrühe über-gießen und darin etwa 6 Stunden zugedeckt ein-weichen. Anschließend 1 Zwiebel abziehen und tief ein-, aber nicht durch-schneiden. Das Lorbeer-blatt in den Einschnitt stecken und die Gewürz-nelken rundherum in die Zwiebel drücken.

2 Die Zwiebel zu den Ki-chererbsen geben, alles aufkochen und zugedeckt bei schwacher Hitze etwa 1 1/2 Stunden garen, bis die Erbsen weich sind. Währenddessen die Auberginen waschen, ab-trocknen und würfeln. Nach Ablauf der Garzeit die Zwiebel entfernen.

3 In einer Pfanne 2 Ess-löffel Olivenöl erhitzen.

Die Auberginen portions-weise darin bei schwacher Hitze unter häufigem Wenden dünsten, bis sie goldbraun und weich sind. Dabei nach und nach das restliche Öl zugeben.

4 Die zweite Zwiebel und den Knoblauch ab-ziehen. Die Petersilie waschen. Alles fein hacken. Diese Zutaten mit der letzten Portion Auberginen dünsten.

5 Die Tomaten kurz mit heißem Wasser über-brühen, dann häuten und würfeln. Mit den Auberginen, der Zwiebel, dem Knoblauch und der Petersilie unter die Kichererbsen mischen. Mit Salz und Pfeffer ab-schmecken und mit dem Sesam bestreut anrichten.

Kichererbsenklößchen mit Joghurt-Paprika-Sauce

Für 3 Personen

250 g Kichererbsen · 1/2 l Gemüsebrühe · je 1 rote und grüne Paprikaschote · 1 kleines Bund Schnittlauch 300 g Sahnejoghurt · Salz · 1 Zwiebel · 2 Knoblauchzehen 1/2 Bund Petersilie · 2 frische Minzeblättchen 1 kleine grüne Pfefferschote · je 1 TL gemahlene Gelbwurz (Kurkuma), Kreuzkümmel (Kumin) und Koriander 75 g vollfettes Sojamehl · 50 g Weizenvollkornmehl Zum Ausbacken: 1/4 l Öl

Pro Portion etwa: 2800 kJ/ 670 kcal, 33 g Eiweiß, 30 g Fett, 66 g Kohlen- hydrate, 16 g Ballast- stoffe

Quellzeit: 6 Stunden Zubereitungs- zeit: 1 Stunde

1 Die Kichererbsen in der Gemüsebrühe etwa 6 Stunden zugedeckt quellen lassen.

2 Für die Sauce die Paprikaschoten putzen, waschen und fein zerkleinern. Den Schnittlauch in Ringe schneiden. Beide Zutaten mit dem Joghurt vermischen. Die Sauce mit Salz abschmecken.

3 Für die Klößchen die Zwiebel und den Knoblauch abziehen, die Kräuter waschen, die Pfefferschote putzen und entkernen.

4 Die Kichererbsen mit der Brühe und den vorbereiteten Zutaten im Blitz-hacker pürieren. Das Püree in eine Schüssel geben. Die Gelbwurz, den Kreuzkümmel, den Koriander, das Sojamehl, das Weizenmehl und 1 kräftige Prise Salz hinzufügen. Alles zu einem geschmeidigen Teig verkneten. Aus dem Teig walnussgroße Klößchen formen.

5 Das Öl in einem kleinen Topf erhitzen. Die Klößchen hineingeben, sodass sie darin schwimmen, und portionsweise etwa 4 Minuten backen. Auf Küchenpapier abtropfen lassen und lauwarm zur Sauce servieren.

Bohnengemüse mit Käsefladen

Pro Portion etwa: 3200 kJ/ 760 kcal, 40 g Eiweiß, 20 g Fett, 110 g Kohlenhydrate, 26 g Ballaststoffe

Quellzeit: 6 Stunden Zubereitungszeit: 2 Stunden

Für 6 Personen

Für das Bohnengemüse: 500 g rote Bohnen • 1 1/2 l Wasser
1 Lorbeerblatt • 1 Bund Bohnenkraut • 1 Knoblauchzehe
1 EL Instantgemüsebrühe • 500 g Zwiebeln • 500 g Tomaten
3 EL Öl • 2 EL Essig • Salz, frisch gemahlener schwarzer
Pfeffer
Für die Käsefladen: 500 g Weizenvollkornmehl
1 Päckchen Trockenhefe • 1 TL Salz • 1/2 l Wasser
250 g Magerjoghurt • 200 g frisch geriebener Emmentaler
1 TL gemahlener Kümmel
Für die Arbeitsfläche: Mehl
Für das Backblech: etwas Fett
Zum Bestreichen: Öl

1 Die Bohnen in eine Schüssel geben, mit dem Wasser übergießen und zugedeckt bei Zimmertemperatur etwa 6 Stunden einweichen.

2 Für die Käsefladen das Vollkornmehl, die Hefe und das Salz in einer zweiten Schüssel vermischen. 1/2 l Wasser und den Joghurt in einem Topf mischen, lauwarm erwärmen und dazugießen. Alles mit den Knethaken des Handrührgeräts etwa 5 Minuten kneten, bis der Teig Blasen bildet. Den Teig zugedeckt in der Schüssel bei Zimmertemperatur ruhen lassen, bis die Bohnen gar sind.

3 Das Lorbeerblatt, die Hälfte des Bohnenkrauts, die ungeschälte Knoblauchzehe und die Gemüsebrühe zu den Bohnen geben, aufkochen und zugedeckt bei schwacher Hitze etwa 1 1/2 Stunden weich garen.

4 Den geriebenen Emmentaler und den Kümmel unter den Teig kneten. Die Arbeitsfläche mit Mehl bestäuben. Den Teig in 12 gleich große Stücke teilen. Jedes Stück zu einem etwa fingerdicken Fladen ausrollen.

5 Ein Backblech fetten. Die Fladen darauf legen, mit einem Tuch abdecken und etwa 15 Minuten gehen lassen. Das Blech in den kalten Backofen (Mitte) schieben. Den Ofen auf 200 °C (Umluft 180 °C, Gas Stufe 3) schalten. Die Fladen etwa 30 Minuten backen, dann mit etwas Öl bestreichen und in weiteren 5 bis 10 Minuten goldbraun backen.

6 Während die Fladen backen, die Zwiebeln abziehen und in dünne Ringe hobeln. Die Tomaten kurz mit heißem Wasser überbrühen, häuten und würfeln. Das restliche Bohnenkraut fein hacken und beiseite stellen.

7 3 Esslöffel Öl in einer großen Pfanne erhitzen. Die Zwiebelringe darin bei schwacher Hitze unter häufigem Wenden etwa 15 Minuten dünsten, bis sie weich und goldbraun sind. Die Tomaten und die gekochten Bohnen einschließlich der verbliebenen Garflüssigkeit hinzufügen und einmal kurz aufkochen.

8 Das Gemüse mit dem Essig, etwas Salz und schwarzem Pfeffer abschmecken und mit dem gehackten Bohnenkraut mischen. Die Käsefladen noch heiß zusammen mit dem Bohnengemüse servieren.

Auch wenn Ihnen dieses Gericht auf den ersten Blick etwas aufwändig erscheint: Es ist geradezu ideal für ein Gästeessen für mehrere Personen. Das Bohnengemüse lässt sich schon am Vortag zubereiten, und sobald die Fladen im Ofen sind, können Sie sich Ihrem Besuch widmen.

TIPP Die Käsefladen sollten Sie am besten gerade eben abgekühlt, also frisch aus dem Ofen servieren. Das Bohnengemüse dagegen können Sie auch vorbereiten, denn es schmeckt kalt oder lauwarm genauso gut wie heiß. Wenn Sie größere Mengen Käsefladen zubereiten möchten, können Sie im Umluftherd auch zwei Bleche gleichzeitig einschieben. Die Backzeit beträgt dann etwa 45 Minuten.

Bohnenklößchen mit Tomatensalat

Pro Portion etwa: 2600 kJ/ 620 kcal, 21 g Eiweiß, 36 g Fett, 53 g Kohlenhydrate, 15 g Ballaststoffe

Quellzeit: 6 Stunden Zubereitungszeit: 1 Stunde

Für 4 Personen
1/2 l Wasser • 1 TL Instantgemüsebrühe • 250 g rote Bohnen
1 Zwiebel • 1 Bund Bohnenkraut • 50 g Haselnusskerne
1 Ei • Salz, Cayennepfeffer • 50 g Weizenvollkornmehl
1 kg Tomaten • 1 Bund Frühlingszwiebeln • 1 EL Balsamessig
5 EL Olivenöl
Zum Ausbacken: 1/4 l Öl

1 Das Wasser zum Kochen bringen, die Gemüsebrühe dazugeben, kurz aufkochen und abkühlen lassen.

2 Die Bohnen in eine Schüssel geben, mit der Gemüsebrühe übergießen und zugedeckt bei Zimmertemperatur etwa 6 Stunden einweichen. Anschließend die Zwiebel abziehen. Die Bohnen mit der Brühe, dem Bohnenkraut, den Nüssen und der Zwiebel im Blitzhacker pürieren.

3 Das Püree mit dem Ei, etwas Salz, Cayennepfeffer und dem Mehl vermischen und zu einem geschmeidigen Teig verkneten. Daraus walnussgroße Klößchen formen.

4 Das Öl in einem kleinen Topf erhitzen. Die Klößchen hineingeben, sodass sie darin schwimmen, und portionsweise etwa 4 Minuten backen, Auf Küchenpapier abtropfen lassen.

5 Für den Salat die Tomaten in Scheiben schneiden und auf einer großen Platte anrichten. Die Frühlingszwiebeln putzen, waschen, fein zerkleinern und darüber verteilen. Den Salat etwas salzen, mit dem Essig und dem Öl beträufeln.

TIPP Die Bohnenklößchen schmecken am besten, wenn sie lauwarm abgekühlt sind.

Tofuschnitzel mit Sesam und Bohnen-Kartoffel-Salat

Für 3 Personen

750 g fest kochende Kartoffeln • 1 Paket tiefgefrorene dicke Bohnen (300 g) • 1/2 l Wasser • 1 EL Instantgemüsebrühe 1/2 Salatgurke (etwa 250 g) • 1 Zwiebel • 1 Bund Dill 1 EL scharfer Senf • 3 EL Apfelessig • 6 EL Distelöl • Salz, frisch gemahlener weißer Pfeffer • 20 g Weizenvollkornmehl 20 g Sesam • 1/2 TL Kreuzkümmel (Kumin) • 250 g Tofu 2 EL Zitronensaft

Pro Portion etwa: 2600 kJ/ 620 kcal, 23 g Eiweiß, 28 g Fett, 68 g Kohlenhydrate, 9 g Ballaststoffe

Zubereitungszeit: 1 Stunde und 15 Minuten

1 Die Kartoffeln waschen und ungeschält in etwas Wasser zugedeckt weich kochen. Die Bohnen mit dem Wasser und der Gemüsebrühe nach Packungsaufschrift garen.
2 Die Gurke schälen und in dünne Scheiben hobeln. Die Zwiebel abziehen, den Dill waschen und beides fein hacken. Die Kartoffeln abgießen, dünn abschälen und noch heiß in Scheiben schneiden. Die Bohnen ebenfalls abgießen, die Garflüssigkeit dabei auffangen. Die Kartoffeln, die Bohnen, die Gurke, die Zwiebel und den Dill in eine Schüssel geben.

3 Für die Salatsauce die Bohnenbrühe mit dem Senf, dem Essig und 3 Esslöffeln Öl verrühren. Zu den Kartoffeln geben und alles vermischen. Den Salat mit Salz und Pfeffer abschmecken.
4 Das Mehl mit dem Sesam, dem Kreuzkümmel, Salz und Pfeffer vermischen. Den Tofu in Scheiben schneiden. Zuerst im Zitronensaft, dann in der Mehl-Sesam-Mischung wenden.
5 Das restliche Öl in einer großen Pfanne erhitzen. Die Tofuscheiben darin bei mittlerer Hitze pro Seite etwa 3 Minuten braten. Den Salat dazu servieren.

Kartoffeln mit Erbsen und Fisch

Pro Portion etwa: 1900 kJ/ 450 kcal, 29 g Eiweiß, 18 g Fett, 42 g Kohlenhydrate, 5 g Ballaststoffe

Zubereitungszeit: 45 Minuten

Für 3 Personen

500 g fest kochende Kartoffeln • 1 Zwiebel • 1 Bund Petersilie 1 EL Öl • 1/8 l Gemüsebrühe • 1 Paket tiefgefrorene Erbsen (300 g) • 2 Kabeljaufilets (je etwa 150 g) • Salz • 100 g Crème fraîche • Saft und abgeriebene Schale von 1/2 unbehandelten Zitrone • frisch gemahlener weißer Pfeffer

1 Die Kartoffeln schälen und würfeln. Die Zwiebel abziehen, die Petersilie waschen und beides fein hacken.

2 Das Öl in einem Topf erhitzen. Die Kartoffeln, die Zwiebel und die Hälfte der Petersilie darin bei mittlerer Hitze unter Wenden etwa 3 Minuten dünsten. Mit der Brühe ablöschen und aufkochen. Zugedeckt bei schwacher Hitze etwa 5 Minuten garen. Die Erbsen darunter mischen und weitere 5 Minuten garen.

3 Den Kabeljau in etwa fingerbreite Streifen schneiden. Die Fischstreifen auf die Kartoffeln legen und mit etwas Salz würzen. Die Crème fraîche, den ausgepressten Zitronensaft und die abgeriebene Zitronenschale hinzufügen und 1-mal kurz aufkochen.

4 Den Fisch zugedeckt bei mittlerer Hitze etwa 3 Minuten garen. Alles gut mit Pfeffer abschmecken und mit dem Rest der Petersilie bestreut servieren.

TIPP Fisch ist ein sehr wertvolles Lebensmittel, das Sie etwa einmal pro Woche essen sollten: Denn Seefisch – wie Kabeljau, Goldbarsch, Seelachs oder Hering – enthält eine Menge Jod. Um einem Mangel an diesem Spurenelement vorzubeugen, sollten Sie auch grundsätzlich Jodsalz zum Würzen verwenden.

Dicke Bohnen mit Eierkuchen

Für 4 Personen
200 g Weizenvollkornmehl • Salz • 1/2 l Wasser • 4 Eier
4 EL Öl • 1 Zwiebel • 2 Pakete tiefgefrorene dicke Bohnen
(600 g) • 4 EL Gemüsebrühe • 2 EL Zitronensaft
1 kleines Bund Majoran • 50 g Crème fraîche • Salz,
frisch gemahlener Pfeffer

Pro Portion
etwa: 2300 kJ/
550 kcal,
25 g Eiweiß,
23 g Fett,
59 g Kohlen-
hydrate,
9 g Ballast-
stoffe

Zubereitungs-
zeit: 1 Stunde
und 10 Minuten

1 Für den Teig das Mehl mit Salz und dem Wasser verrühren. Die Eier darunter mischen. Aus dem Teig in einer Pfanne mit etwas Öl 16 Eierkuchen backen. Die Eierkuchen warm halten.

2 Für das Gemüse die Zwiebel abziehen und hacken. 1/2 Esslöffel Öl in einem Topf erhitzen. Die Zwiebel und die dicken Bohnen darin bei mittlerer Hitze unter Rühren andünsten. Mit der Brühe und dem Zitronensaft ablöschen. Aufkochen und zugedeckt bei schwacher Hitze etwa 20 Minuten garen.

3 Den Majoran waschen und hacken. Die Bohnen mit einem Schaumlöffel aus der Garflüssigkeit nehmen und in eine vorgewärmte Schüssel geben. Den Topf mit der verbliebenen Garflüssigkeit bei schwacher Hitze warm halten und die Crème fraîche dazugeben.

4 Die Flüssigkeit mit den Quirlen des Handrührgeräts zu einer schaumigen Sauce verrühren. Die Sauce mit dem Majoran vermischen, mit Salz und Pfeffer abschmecken und über die Bohnen geben. Die warmen Eierkuchen dazu servieren.

TIPP Statt der tiefgefrorenen dicken Bohnen können Sie auch 200 Gramm getrocknete Bohnenkerne nehmen, die Sie allerdings einweichen und vorgaren müssen.

Lasagne mit dicken Bohnen und Tomaten

Pro Portion etwa: 3000 kJ/ 710 kcal, 45 g Eiweiß, 40 g Fett, 45 g Kohlenhydrate, 10 g Ballaststoffe

Zubereitungszeit: 2 Stunden

Für 5 Personen

*Für den Nudelteig: 100 g Weizenvollkornmehl
75 g vollfettes Sojamehl • Salz • 2 Eier • 1/2 EL Öl • 3 EL Wasser
Für die Füllung: 2 Zwiebeln (etwa 200 g) • 1 Bund Bohnenkraut (ersatzweise Petersilie) • 1 kleine grüne Pfefferschote
600 g Tomaten • 1 EL Öl • 1 Paket tiefgefrorene dicke Bohnen
(300 g) • Salz • 1/2 l Milch • 125 g Sahne • 40 g Weizenvollkornmehl • 150 g frisch geriebener Parmesan
frisch gemahlener weißer Pfeffer • frisch geriebene Muskatnuss • 300 g Mozzarella
Für die Arbeitsfläche: Mehl*

1 Für den Nudelteig das Vollkornmehl mit dem Sojamehl und Salz vermischen. Die Eier, das Öl und 2 Esslöffel Wasser dazugeben und mit den Knethaken des Handrührgeräts vermengen. Anschließend mit den Händen zu einem geschmeidigen Teig verarbeiten, etwa 10 Minuten durchkneten. Bei Bedarf das restliche Wasser untermengen. Zu einem Kloß formen, in Pergamentpapier wickeln und bei Zimmertemperatur ruhen lassen.

2 Für die Füllung die Zwiebeln abziehen, das Bohnenkraut waschen und beides fein hacken. Die Pfefferschote längs halbieren, entkernen, waschen und fein zerkleinern. Die Tomaten kurz überbrühen, häuten und würfeln.

3 1 Esslöffel Öl in einem großen Topf erhitzen. Alle zerkleinerten Zutaten und die tiefgefrorenen dicken Bohnen dazugeben und bei mittlerer Hitze unter Rühren etwa 5 Minuten dünsten, bis die Bohnen aufgetaut sind.

Das Gemüse mit etwas Salz würzen und von der Kochstelle nehmen. Lauwarm abkühlen lassen.

4 Den Nudelteig in 4 Stücke schneiden. Jedes Stück auf der mit Mehl bestreuten Arbeitsfläche möglichst dünn ausrollen und halbieren.

5 Für die Sauce die Milch, die Sahne und das Mehl mit den Quirlen des Handrührgeräts kräftig verrühren. Den Käse, Salz, Pfeffer und Muskat darunter mischen.

6 Eine ofenfeste Form mit etwas Sauce ausgießen. Zuerst etwas Bohnengemüse einfüllen und mit Sauce bedecken. Darauf 2 Teigplatten legen. So abwechselnd das Bohnengemüse, die Sauce und die Teigplatten aufeinander schichten. Die letzten beiden Teigplatten obenauf legen.

7 Den Mozzarella abtropfen lassen, in Scheiben schneiden und auf der Lasagne verteilen. Die Form auf einen Rost in den kalten Backofen (Mitte) stellen. Den Ofen auf 200 °C (Umluft 180 °C, Gas Stufe 3) schalten. Die Lasagne etwa 45 Minuten backen, bis der Käse geschmolzen und leicht gebräunt ist.

Hilfreich bei der Herstellung von Nudeln ist eine Nudelmaschine. Geräte mit Handbetrieb gibt es ab etwa 60,- DM im Handel.

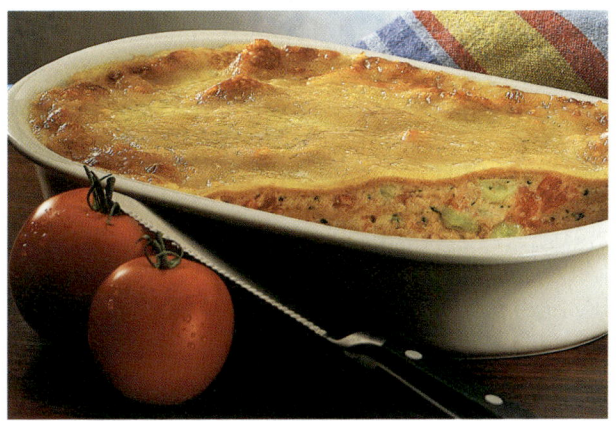

Aufwändig, aber delikat: Lasagne, statt mit Fleisch- mal mit Bohnenfüllung.

Bohnen mit Lamm

**Pro Portion
etwa: 2800 kJ/
670 kcal,
23 g Eiweiß,
57 g Fett,
19 g Kohlen-
hydrate,
8 g Ballast-
stoffe**

**Zubereitungs-
zeit: 1 Stunde**

Für 4 Personen

*500 g Lammschulter • 2 Zwiebeln • 2 Knoblauchzehen
1 Stiel frische grüne Pfefferkörner (ersatzweise 1 TL gefrier-
getrocknete) • 3 EL Öl • 1/2 l Wasser • 1 kg grüne Bohnen
1 Bund Bohnenkraut • 250 g Sahnedickmilch • Salz*

1 Fett und Sehnen von der Lammschulter entfernen und das Fleisch in mundgerechte Stücke schneiden. Die Zwiebeln und den Knoblauch abziehen und beides fein hacken. Die Pfefferkörner vom Stiel streifen.

2 2 Esslöffel Öl in einem großen Schmortopf erhitzen. Das Fleisch portionsweise darin bei mittlerer bis starker Hitze gleichmäßig rundherum anbraten. Dabei immer nur so viele Stücke braten, dass sie nebeneinander auf dem Topfboden liegen können. Anschließend das Fleisch aus dem Öl nehmen und auf einem Teller beiseite stellen.

3 Die Zwiebeln und den Knoblauch im restlichen Öl bei schwacher Hitze glasig andünsten. Mit dem Wasser ablöschen, das Fleisch und die Pfefferkörner dazugeben. Alles kurz aufkochen und zugedeckt bei schwacher Hitze etwa 25 Minuten schmoren.

4 Inzwischen die Bohnen putzen, waschen und in etwa 5 Zentimeter lange Stücke schneiden. Das Bohnenkraut waschen und hacken. Beide Zutaten zum Fleisch geben, erneut aufkochen und zugedeckt bei schwacher Hitze 15 bis 20 Minuten garen, bis die Bohnen gerade eben weich sind.

5 Die Sahnedickmilch hinzufügen und vorsichtig unterrühren. Den Eintopf mit etwas Salz abschmecken. Dazu passt herzhaftes Bauernbrot.

Süßsaure Linsen mit überbackenen Broten

Für 2 Personen

1 Zwiebel • 1 EL Öl • 150 g Linsen • 1–2 EL Currypulver
400 ml Wasser • Salz • 300 g Tomaten • 150 g Mozzarella
2 Scheiben Roggenvollkornbrot (etwa 150 g)
frisch gemahlener schwarzer Pfeffer • 300 g Aprikosen
1 kleines Bund Petersilie • 2 EL Zitronensaft

**Pro Portion
etwa: 3000 kJ/
710 kcal,
42 g Eiweiß,
20 g Fett,
90 g Kohlen-
hydrate,
20 g Ballast-
stoffe**

**Zubereitungs-
zeit: 1 Stunde**

1 Die Zwiebel abziehen und hacken. Das Öl in einem Topf erhitzen. Die Zwiebel, die Linsen und das Currypulver hinzufügen und bei schwacher Hitze unter ständigem Rühren etwa 1 Minute andünsten. Mit dem Wasser ablöschen und Salz hinzufügen. Die Linsen aufkochen und zugedeckt bei mittlerer Hitze etwa 50 Minuten weich garen. Nach etwa 30 Minuten den Elektrogrill vorheizen.

2 Die Tomaten waschen und in Scheiben schneiden, den abgetropften Mozzarella würfeln. Die Brote mit den Tomatenscheiben belegen, die Käsewürfel darauf verteilen und mit Pfeffer würzen. Die Brote auf das Grillblech legen, in den Grill schieben und etwa 10 Minuten überbacken, bis der Käse geschmolzen und leicht gebräunt ist.

3 Inzwischen die Aprikosen kurz überbrühen, häuten, halbieren, vom Stein befreien und würfeln. Die Petersilie waschen und fein hacken. Beide Zutaten mit dem Zitronensaft unter die Linsen mischen und kurz aufkochen.

Tipp Wenn Sie keine Aprikosen bekommen oder sie nicht so gerne mögen, können Sie stattdessen auch Äpfel oder Pfirsiche verwenden.

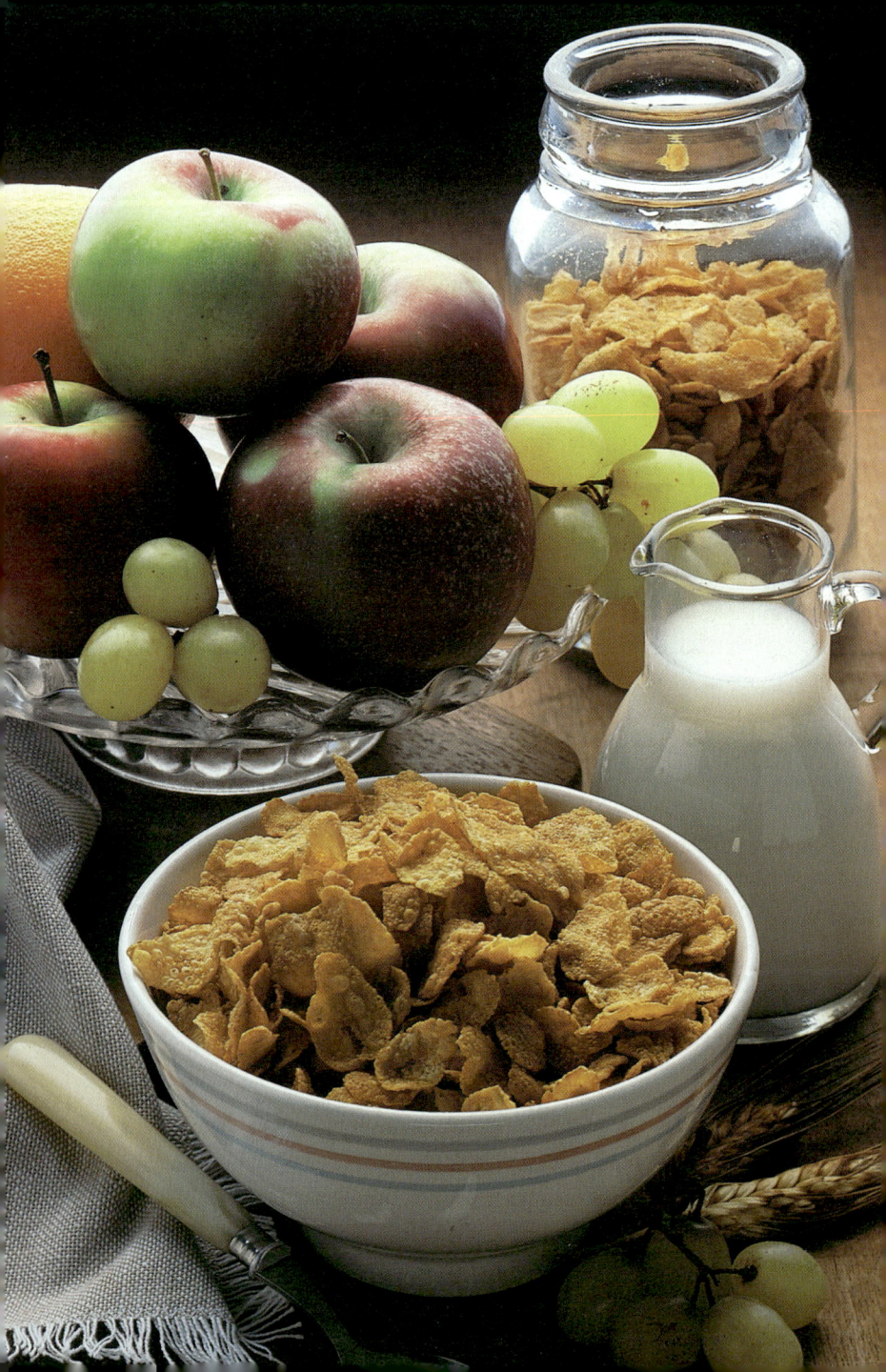

Frühstück, Süßes und Desserts

Mit Obst und Flocken starten Sie gut in den Tag. Und wenn Sie gerne Süßes essen, aber dennoch auf eine gesunde Ernährung achten, finden Sie in diesem Kapitel außer Desserts auch raffinierte süße Hauptgerichte für jeden Geschmack: Versuchen Sie doch einmal Rhabarbersoufflé oder Brotpudding mit Vanillesauce. Süßer Genuss ohne Reue wird garantiert!

Schrotmüsli mit Äpfeln

Für 4 Personen
80 g gemischte Weizen-, Roggen- und Gerstenkörner
500 g Joghurt · 400 g Äpfel · 1 EL Zitronensaft
50 g Trockenpflaumen · 125 g Kokosrapel · 100 ml Milch
1 EL Honig

Pro Portion etwa: 1600 kJ/ 380 kcal, 8 g Eiweiß, 12 g Fett, 59 g Kohlenhydrate, 7 g Ballaststoffe

Quellzeit: 5 Stunden Zubereitungszeit: 30 Minuten

1 Die Getreidekörner grob schroten, mit dem Joghurt verrühren und mindestens 5 Stunden zugedeckt im Kühlschrank quellen lassen.

2 Die Äpfel waschen, vierteln, entkernen und auf der Reibe grob raspeln. Mit dem Zitronensaft unter den Schrotbrei mischen.

3 Die Trockenpflaumen in kleine Stücke schneiden und mit den Kokosraspeln mischen.

4 Die Milch erhitzen, aber nicht kochen lassen. Mit dem Honig unter den Schrotbrei mischen.

5 Das Müsli mit der Pflaumen-Kokos-Mischung bestreuen und servieren.

Flockenmüsli mit Beeren

Pro Portion etwa: 1900 kJ/ 450 kcal, 14 g Eiweiß, 16 g Fett, 62 g Kohlenhydrate, 12 g Ballaststoffe

Zubereitungszeit: 40 Minuten

Für 4 Personen

150 g Vollkorngetreideflocken • 600 ml Milch
600 g schwarze Johannisbeeren, Himbeeren, Blaubeeren
und Brombeeren gemischt • 100 g Sahne • 50 g Korinthen
30 g Honig • 50 g Haselnusskerne

1 2/3 der Flocken mit der Hälfte der Milch verrühren und zugedeckt etwa 30 Minuten quellen lassen.

2 Inzwischen die Beeren verlesen, in reichlich kaltem Wasser kurz waschen, abtropfen lassen und mit Küchenpapier vorsichtig trockentupfen.

3 Die restliche Milch und die Sahne erhitzen, aber nicht kochen lassen. Mit den eingeweichten Flocken vermischen.

4 Die Flocken auf Tellern verteilen. Die Beeren darauf anrichten, mit den Korinthen und den übrigen Flocken bestreuen und mit dem Honig beträufeln.

5 Die Haselnüsse fein hacken und über das fertige Müsli streuen.

Dickmilch mit Ananas

Pro Portion etwa: 1700 kJ/ 400 kcal, 8 g Eiweiß, 13 g Fett, 42 g Kohlenhydrate, 8 g Ballaststoffe

Für 2 Personen

50 g Roggenvollkornbrot • 1 TL Butter • 50 g Kokosraspel
1 EL Zuckerrohrgranulat • 400 g frische Ananas
300 g Dickmilch • 1/2 TL Zimtpulver • 25 g Carobtafel
oder Carobraspel

1 Das Brot fein zerkrümeln. Die Butter in einer kleinen Pfanne zerlassen, aber nicht bräunen. Das Brot, die Kokosraspeln und das Granulat hinzufügen und alles bei mittlerer Hitze rösten, bis das Brot knusprig ist. Die Mischung auf einem Teller abkühlen lassen.

2 Die Ananas rundherum abschälen und die »Warzen« herausschneiden. Anschließend in Scheiben schneiden und achteln, dabei auch den härteren Innenteil mitverwenden.

3 Die Ananas mit der Dickmilch vermischen und in 2 Dessertschälchen verteilen.

4 Den Zimt mit der Brot-Kokos-Masse vermengen und über die Dickmilch verteilen. Die Carobtafel mit dem Reibeisen wie Schokolade raspeln und gleichmäßig über die Dickmilch streuen.

Zubereitungszeit: 40 Minuten

Obstsalat mit Orangenlikör

Für 4 Personen
1 mittelgroße Birne · 1 kleiner Apfel · 2 frische Feigen
1 Banane · 1 Avocado · Saft von 1 kleinen Zitrone oder
Orange · 2 EL Orangenlikör · 1 TL Honig · 1 TL Butter
50 g Kokosraspel

1 Die Birne und den Apfel waschen, vierteln, entkernen und in Stücke schneiden. Die Feigen waschen und in Schnitze, die Banane schälen und in Scheiben schneiden. Die Avocado halbieren, vom Kern befreien, schälen und in Stücke schneiden.

2 Das Obst mischen und mit dem Saft beträufeln.

Den Orangenlikör und den Honig darunter mischen. Den Obstsalat auf Tellern verteilen.

3 Die Butter in einer Pfanne zerlassen. Die Kokosraspel darin bei schwacher Hitze unter Rühren etwa 2 Minuten rösten. Über den Obstsalat streuen. Sofort servieren.

Pro Portion etwa: 1300 kJ/ 310 kcal, 3 g Eiweiß, 19 g Fett, 31 g Kohlenhydrate, 7 g Ballaststoffe

Zubereitungszeit: 30 Minuten

Flockenflammeri

**Pro Portion
etwa: 2300 kJ/
550 kcal,
19 g Eiweiß,
26 g Fett,
63 g Kohlen-
hydrate,
6 g Ballast-
stoffe**

**Zubereitungs-
zeit: 30 Minuten
Kühlzeit:
2 Stunden**

Für 4 Personen

*3/4 l Milch • 125 g Vollkornhaferflocken • 65 g Zuckerrohr-
granulat • 1 Prise Salz • abgeriebene Schale von 1 unbehandelten Zitrone • 1 TL Zimtpulver • 100 g abgezogene Mandeln
2 Eier • 100 g Korinthen*

1 Die Milch mit den Haferflocken, etwa 2/3 des Granulats, dem Salz, der Zitronenschale und dem Zimtpulver in einen Topf geben. Unter ständigem Rühren kurz aufkochen und bei schwacher Hitze etwa 10 Minuten garen, ab und zu umrühren. Den Brei von der Kochstelle nehmen und lauwarm abkühlen lassen.
2 Die Mandeln fein mahlen. Die Eier trennen. Die Eigelbe und die Korinthen unter den Brei mischen.

3 Das Eiweiß steif schlagen, dabei den Rest des Granulats nach und nach zugeben. Den Eischnee mit den Mandeln vorsichtig unter den Brei heben.
4 Die Masse in kalt ausgespülte Portionsschälchen füllen und zugedeckt vor dem Servieren mindestens 2 Stunden in den Kühlschrank stellen.
5 Den Flammeri mit einer Messerspitze vorsichtig vom Rand der Schälchen lösen, die Schälchen kurz in heißes Wasser tauchen und den Flammeri auf einen Teller stürzen.

ERNÄHRUNGSINFORMATION Für eine ballaststoffreiche Ernährung sind Vollkornflocken bestens geeignet, weil sie auch Schalenbestandteile des ganzen Korns enthalten. Übrigens können Sie Vollkornflocken auch selbst herstellen: mit einer Flockenquetsche, die es im Reformhaus und Naturkosthandel zu kaufen gibt.

Graupenauflauf mit Äpfeln und Datteln

Für 6 Personen

1 l Milch • 250 g Graupen • abgeriebene Schale und Saft von
1 unbehandelten Orange • 500 g säuerliche Äpfel (Cox
Orange oder Glockenäpfel) • 100 g getrocknete Datteln
50 g weiche Butter • 50 g Zuckerrohrgranulat
1 TL Lebkuchengewürz • 4 Eier • 80 g Kokosraspel

**Pro Portion
etwa: 2200 kJ/
520 kcal,
15 g Eiweiß,
20 g Fett,
71 g Kohlen-
hydrate,
10 g Ballast-
stoffe**

**Zubereitungs-
zeit: 2 Stunden**

1 Die Milch in einen Topf geben, die Graupen und die abgeriebene Orangen-schale hinzufügen. Alles unter Rühren aufkochen und zugedeckt bei schwacher Hitze etwa 30 Minuten garen. Dabei immer wieder umrühren. Von der Kochstelle nehmen und die Graupen weitere 20 Minuten quellen lassen.

2 Die Orange auspressen. Die Äpfel vierteln, schälen, von den Kerngehäusen befreien und in schmale Schnitze teilen. Mit dem Orangensaft vermischen. Die Datteln entkernen, grob zerkleinern und unter die Äpfel mischen.

3 Die Butter mit dem Granulat und dem Leb-kuchengewürz schaumig rühren. Die Eier trennen. Zuerst nacheinander die Eigelbe, dann esslöffel-weise die Graupen unter die Buttermischung rühren. Das Eiweiß steif schlagen und darauf geben. Zusammen mit den Äpfeln und den Kokosraspeln vorsichtig unter den Teig heben.

4 Den Teig in eine ofen-feste Form geben und glatt streichen. Die Form in den kalten Backofen (unten) stellen, den Ofen auf 200 °C (Umluft 180 °C, Gas Stufe 3) schalten. Den Auflauf etwa 1 Stunde backen. Dann heraus-nehmen und vor dem Servieren noch etwas abkühlen lassen.

Portweinfeigen mit Mandelsahne

Pro Portion etwa: 1900 kJ/ 450 kcal, 6 g Eiweiß, 23 g Fett, 44 g Kohlenhydrate, 8 g Ballaststoffe

Zubereitungszeit: 30 Minuten
Marinierzeit: 24 Stunden

Für 4 Personen
1 unbehandelte Zitrone • 1 Stück frische Ingwerwurzel
1/2 l Wasser • 1/2 l weißer Portwein (ersatzweise trockener
Sherry) • 3 Gewürznelken • 1 Stück Zimtstange
250 g getrocknete Feigen • 1 EL Honig • 50 g Mandeln
200 g Sahne • 1 TL Zuckerrohrgranulat

1 Die Zitrone waschen und abtrocknen. Hauchdünn abschälen und die Schale fein hacken. Den Saft auspressen.
2 Die Ingwerwurzel schälen und fein raspeln. Zusammen mit dem Wasser, dem Portwein, der Zitronenschale, dem Saft, den Nelken und der Zimtstange in einen Topf geben, 1-mal aufkochen und bei mittlerer Hitze etwa 3 Minuten kochen lassen.

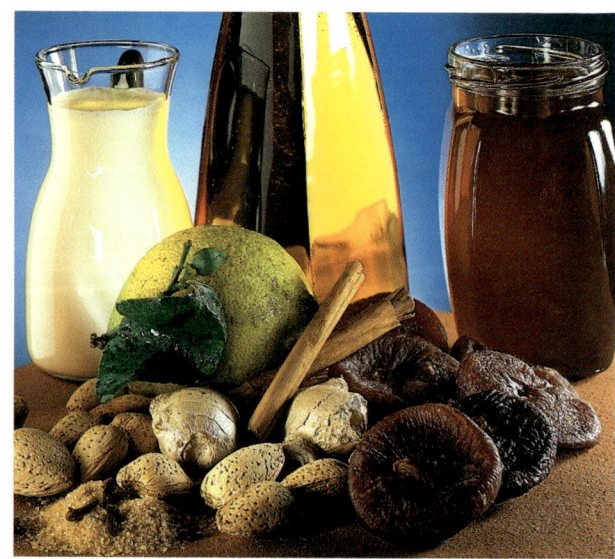

Früchte mit Schuss, Mandeln und Sahne – Grundlagen für ein raffiniertes Dessert.

3 Die Feigen in eine Schüssel geben, mit dem Honig beträufeln und mit dem kochendheißen Portweinsud übergießen. Die Feigen zugedeckt bei Zimmertemperatur etwa 24 Stunden ziehen lassen.

4 Die Mandeln fein mahlen. Die Sahne steif schlagen und mit den Mandeln und dem Zuckerrohrgranulat vermischen. Die Feigen mit der Sahne anrichten und etwas Sud darüber geben.

Trockenfrüchte in Rotwein

Für 4 Personen
1 unbehandelte Orange • 2 EL Orangenlikör • 1 EL Zitronensaft • 1/2 TL Zimtpulver • 1/2 l trockener Rotwein
250 g gemischtes Trockenobst • 1 EL Honig • 200 g Sahne
50 g Kokosraspel • 1 TL Vanillezucker

1 Die Orange waschen, abtrocknen und die Schale abreiben. Den Saft auspressen.
2 Die Schale und den Saft mit dem Orangenlikör, dem Zitronensaft, dem Zimt und dem Rotwein in einen Topf geben und unter Rühren kurz aufkochen. Bei starker Hitze unter weiterem Rühren etwa 5 Minuten kochen lassen, bis etwa die Hälfte der Flüssigkeit verdampft ist.

3 Das Trockenobst und den Honig in eine Schüssel geben. Den Sud darüber gießen und alles mischen. Das Obst zugedeckt bei Zimmertemperatur etwa 24 Stunden ziehen lassen.
4 Die Sahne steif schlagen. Die Kokosraspel und den Vanillezucker vorsichtig darunter heben. Das Obst mit etwas Sud auf 4 kleinen Tellern verteilen und mit der Kokossahne anrichten.

Pro Portion etwa: 2100 kJ/ 500 kcal, 4 g Eiweiß, 18 g Fett, 55 g Kohlenhydrate, 6 g Ballaststoffe

Zubereitungszeit: 30 Minuten Marinierzeit: 24 Stunden

Brotpudding mit Vanillesauce

**Pro Portion
etwa: 2500 kJ/
600 kcal,
15 g Eiweiß,
34 g Fett,
57 g Kohlen-
hydrate,
8 g Ballast-
stoffe**

**Zubereitungs-
zeit: 2 Stunden**

Für 6 Personen

*Für den Brotpudding: 250 g Roggenvollkornbrot
375 ml Milch · 1 unbehandelte Orange · 100 g weiche Butter
50 g Zuckerrohrgranulat · 1 TL Vanillezucker
1 TL Lebkuchengewürz · 1 Prise Salz · 4 Eier
150 g Kokosraspel
Für die Form: 1 EL Butter · 2 EL fein geriebenes
Knäckebrot
Für die Sauce: 1/2 l Milch · 1 Ei · 1 TL gemahlene Vanille
Salz · etwas abgeriebene Schale von 1 unbehandelten
Zitrone · 20 g Weizenvollkornmehl · 2 EL Sahne · 1 EL Honig*

1 Für den Pudding das Vollkornbrot in kleine Würfel schneiden und in eine Schüssel geben. Die Milch erhitzen und kochendheiß über das Brot gießen. Das Brot etwa 20 Minuten ziehen lassen, bis es die Milch ganz aufgesogen hat.

2 Eine verschließbare Puddingform (sollte ein Fassungsvermögen von etwa 1,5 Liter haben) mit 1 Esslöffel Butter ausstreichen. Die Innenwände und den Boden der Puddingform mit dem geriebenen Knäckebrot gleichmäßig bestreuen.

3 Die Orange rundherum dünn abreiben. Die Butter mit dem Zuckerrohrgranulat, dem Vanillezucker, dem Lebkuchengewürz, der Orangenschale und dem Salz in eine Schüssel geben. Die Masse mit den Quirlen des Handrührgeräts auf höchster Schaltstufe so lange verrühren, bis sie hellbeige gefärbt ist.

4 Die Eier trennen. Zuerst nacheinander die Eigelbe, dann esslöffelweise das eingeweichte Vollkornbrot unter die Butter-Zucker-Mischung rühren. Das Eiweiß steif schlagen und zusammen mit den Kokosrapeln vorsichtig unter den Teig heben.

5 So viel Wasser in einen großen Topf gießen, dass etwa 2/3 der Puddingform hineinpassen. Das Wasser zum Kochen bringen. Den Teig in die Form füllen. Die Form schließen und in das kochende Wasserbad stellen. Den Kochtopf ebenfalls schließen. Den Pudding bei schwacher Hitze etwa 1 1/2 Stunden garen.

6 Für die Sauce die Milch in einem Kochtopf erhitzen, aber nicht aufkochen lassen. Das Ei trennen. Das Eigelb mit der Vanille, dem Salz und der Zitronenschale in einen zweiten Topf geben. Mit einem Schneebesen oder den Quirlen des Handrührgeräts schaumig rühren. Das Mehl darunter mischen.

7 Den Topf mit der Eiermasse auf die Kochstelle setzen und die heiße Milch unter Rühren dazugießen. Die Mischung unter weiterem Rühren aufkochen und so lange weiter kochen lassen, bis sie dickflüssig ist.

8 Den Topf in eine Schüssel mit kaltem Wasser und einigen Eiswürfeln stellen und die Creme rühren, bis sie kalt ist. Die Sahne und den Honig darunter mischen. Das Eiweiß steif schlagen und unmittelbar vor dem Servieren unter die Sauce heben.

9 Beim Pudding die Garprobe machen: Wenn an einem Holzstäbchen, das Sie in die Mitte des Puddings stechen, keine Teigreste mehr haften bleiben, ist der Pudding gar.

10 Den Pudding in der Form etwa 10 Minuten ruhen lassen. Den Deckel abnehmen, den oberen Rand des Puddings mit einer Messerspitze ablösen. Ein nasses Küchentuch um die Form wickeln, den Pudding dann auf eine Platte stürzen. Die Sauce dazu servieren.

Eine Regel der Spitzenköche, um Eiweiß wirklich steif zu schlagen: So lange rühren, bis das Eiweiß mit einem Messer geschnitten werden kann – und dann noch 5 Minuten weiterrühren.

Grießauflauf mit Johannisbeeren

Pro Portion etwa: 1700 kJ/ 400 kcal, 18 g Eiweiß, 14 g Fett, 53 g Kohlenhydrate, 8 g Ballaststoffe

Zubereitungszeit: 2 Stunden

Für 6 Personen
100 g Weizenvollkorngrieß · 400 ml Milch · 1 Prise Salz 50 g weiche Butter · 125 g Zuckerrohrgranulat · 1 TL gemahlene Vanille · abgeriebene Schale und Saft von 1/2 unbehandelten Zitrone · 4 Eier · 300 g Magerquark · 750 g rote und schwarze Johannisbeeren · 50 g Weizenvollkornmehl

1 Den Grieß mit der Milch und dem Salz in einem Topf verrühren, unter ständigem Rühren aufkochen und zugedeckt auf der abgeschalteten Kochstelle etwa 10 Minuten quellen lassen.

2 Die Butter mit dem Zuckerrohrgranulat, der Vanille, der Zitronenschale und dem Zitronensaft schaumig rühren. Die Eier trennen. Zuerst die Eigelbe, dann esslöffelweise den Grießbrei und

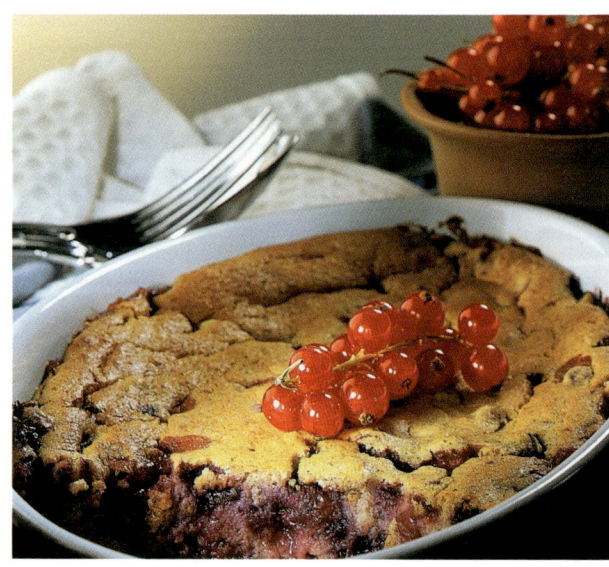

Wie von Oma, nur noch ein bisschen besser: Grießauflauf mit Johannisbeeren, ohne Industriezucker.

den Quark unter die Masse rühren.

3 Die Johannisbeeren waschen, abzupfen und auf den Teig streuen. Das Eiweiß steif schlagen und mit dem Mehl unter den Teig heben.

4 Den Teig in eine ofenfeste Form mit hohem Rand geben und glatt streichen. Die Form auf einen Rost in den kalten Backofen (Mitte) stellen. Den Grießauflauf bei 180 °C (Umluft 160 °C, Gas Stufe 2–2 1/2) etwa 1 1/2 Stunden backen, bis seine Oberfläche goldgelb gebräunt ist.

Gebackene Nudeln mit Mandeln

Für 4 Personen
1 l Milch • 1 Prise Salz • 1 EL Vanillezucker • abgeriebene Schale von 1/2 unbehandelten Zitrone • 30 g Butter 250 g dünne Vollkornnudeln • 50 g Zuckerrohrgranulat 150 g Mandelstifte • 1 TL Zimtpulver

Pro Portion etwa: 3000 kJ/ 710 kcal, 25 g Eiweiß, 37 g Fett, 72 g Kohlenhydrate, 9 g Ballaststoffe

Zubereitungszeit: 1 Stunde

1 Die Milch mit dem Salz, dem Vanillezucker, der Zitronenschale und der Butter in einem Topf mit niedrigem Rand zum Kochen bringen.

2 Die Nudeln und 1/2 Esslöffel Granulat hinzufügen und einige Male umrühren. Den Topf schließen und auf einen Rost in den kalten Backofen (Mitte) stellen. Den Ofen auf 180 °C (Umluft 160 °C, Gas Stufe 3) schalten. Die Nudeln etwa 20 Minuten backen.

3 Die Mandeln darüber streuen und die Nudeln im offenen Topf weitere 20 bis 25 Minuten backen, bis sie die Milch ganz aufgesogen haben.

4 Das restliche Granulat mit dem Zimt vermischen und über die Nudeln streuen.

Rhabarbersoufflé

**Pro Portion
etwa: 1700 kJ/
400 kcal,
15 g Eiweiß,
20 g Fett,
43 g Kohlen-
hydrate,
8 g Ballast-
stoffe**

**Zubereitungs-
zeit: 1 Stunde
und 30 Minuten**

Für 4 Personen

*500 g Rhabarber · 100 g Zuckerrohrgranulat · 300 ml Milch
1 TL Vanillezucker · abgeriebene Schale von 1/2 unbehandelten Zitrone · Salz · 50 g Weizenvollkornmehl
50 g vollfettes Sojamehl · 2 Eier · 75 g gemahlene Haselnusskerne
Für die Form: Butter*

1 Den Rhabarber waschen und in 1/2 Zentimeter dicke Stücke schneiden. Eine ofenfeste Form mit hohem Rand (Fassungsvermögen etwa 2 Liter) fetten. Den Rhabarber hineingeben und mit etwa 2/3 des Granulats bestreuen.

2 Die Milch, das restliche Granulat, den Vanillezucker, die Zitronenschale, das Salz, das Weizen- und das Sojamehl in einem Topf verrühren. Den Topf auf die Kochplatte stellen und bei mittlerer Hitze unter ständigem Rühren heiß werden lassen und kurz aufkochen. Den Topf von der Kochstelle nehmen und die Masse unter häufigem Umrühren langsam erkalten lassen.

3 Die Eier trennen. Die Eigelbe nacheinander unter die Masse rühren. Das Eiweiß mit einem Schneebesen oder den Quirlen des Handrührgeräts steif schlagen und mit den Nüssen vorsichtig unterheben.

4 Den Souffléteig über dem Rhabarber verteilen und glatt streichen. Die Form auf einen Rost in den kalten Backofen (unten) stellen. Den Ofen auf 190 °C (Umluft 170 °C, Gas Stufe 2 1/2) schalten. Das Soufflé etwa 40 Minuten goldbraun backen. Backofentüre nicht vorzeitig öffnen, sonst fällt das Soufflé zusammen.

Kartäuserklöße

Für 4 Personen
500 g Roggenvollkornbrot · 2 Eier · 1/2 l Milch · Salz
50 g Zuckerrohrgranulat · abgeriebene Schale von 1/2 un-
behandelten Zitrone · 50 g fein geriebenes Knäckebrot
50 g gehackte Haselnusskerne
Zum Braten: 2 EL Öl oder 1 EL Butterschmalz

**Pro Portion
etwa: 2500 kJ/
600 kcal,
20 g Eiweiß,
22 g Fett,
79 g Kohlen-
hydrate,
11 g Ballast-
stoffe**

**Zubereitungs-
zeit: 1 Stunde**

1 Das Brot in Scheiben schneiden. Die Rinde der Brotscheiben dünn abschneiden. Die Scheiben nebeneinander in eine flache Schüssel oder Gratinform legen.
2 Die Eier trennen. Die Eigelbe mit der Milch, dem Salz, dem Zuckerrohrgranulat und der Zitronenschale in einem Topf verrühren und unter Rühren heiß werden lassen, aber nicht aufkochen. Die heiße Eiermilch über die Brotscheiben gießen. Das Brot etwa 1 Minute ziehen lassen: Es soll sich zwar vollsaugen, doch beim Herausnehmen nicht zerfallen.

3 Zum Panieren das Eiweiß auf einem Teller verquirlen, das Knäckebrot auf einem zweiten Teller bereitstellen. Die Brotscheiben vorsichtig aus der Milch nehmen und zuerst im Eiweiß, dann im Knäckebrot wenden.
4 In einer Pfanne Öl oder Butterschmalz erhitzen. Die Brotscheiben darin bei mittlerer Hitze auf jeder Seite etwa 5 Minuten braten, bis sie knusprig sind.
5 Die fertigen Kartäuserklöße auf vorgewärmten Tellern anrichten und mit den Nüssen bestreut noch heiß servieren.

TIPP Besonders gut schmecken die Kartäuserklöße mit selbst gemachtem Apfelkompott.

Nussschnitten

Pro Stück etwa: 890 kJ/ 210 kcal, 4 g Eiweiß, 12 g Fett, 22 g Kohlenhydrate, 5 g Ballaststoffe

Zubereitungszeit: 1 Stunde und 30 Minuten

Für 20 Stück

50 g Haselnusskerne · 2 große unbehandelte Orangen
1 unbehandelte Zitrone · 100 g getrocknete Datteln
50 g entsteinte Trockenpflaumen · 1 getrocknete Aprikose
250 g Weizenvollkornmehl · 100 g Kokosraspel
50 g Sesamsamen · 50 g Carobpulver · 1 TL Backpulver
80 g weiche Butter · 50 g Zuckerrohrgranulat · 2 Eier
1 TL gemahlene Naturvanille · 2 TL Lebkuchengewürz
1 Prise Salz · 1/8 l Milch
Für das Backblech: Fett
Zum Bestreichen: 50 g Apfeldicksaft · 40 g Butter
100 g Crème fraîche

1 Die Haselnüsse im Blitzhacker zerkleinern. Die Orangen und die Zitrone gründlich waschen, abtrocknen, die Schalen mit einem Sparschäler rundherum dünn abschneiden und grob hacken. 1 Orange auspressen. Die Datteln entkernen und zusammen mit den Pflaumen und der Aprikose fein hacken.
2 Die zerkleinerten Haselnusskerne, die gehackten Orangen- und Zitronenschalen und die zerkleinerten Trockenfrüchte mit dem Mehl, den Kokosraspeln, dem Sesam, dem Carobpulver und dem Backpulver in einer Schüssel gut vermischen.
3 Die Butter mit dem Zuckerrohrgranulat in eine zweite Schüssel geben und mit den Quirlen des Handrührgeräts oder einem Schneebesen schaumig rühren. Nacheinander die Eier, den ausgepressten Orangensaft, die Vanille, das Lebkuchengewürz und das Salz darunter mischen. Die Nuss-Mehl-Mischung nach und nach mit einem

Kochlöffel dazugeben. Zum Schluß die Milch hinzufügen. Alles vermischen.

4 Ein Backblech fetten. Den Teig darauf glatt streichen und das Blech in den kalten Backofen (Mitte) schieben. Den Ofen auf 180°C (Umluft 160°C, Gas Stufe 2–2 1/2) schalten. Den Kuchen etwa 30 Minuten backen, bis seine Oberfläche leicht gebräunt ist.

5 Inzwischen die zweite Orange und die Zitrone auspressen. Den Saft mit dem Apfeldicksaft, der Butter und der Crème fraîche in einem Topf vermischen und bei schwacher Hitze erwärmen, bis sich alle Zutaten miteinander verbunden haben.

6 Den fertigen Kuchen aus dem Backofen nehmen und einige Male mit einer Gabel einstechen. Mit der Saftmischung bestreichen. Den Kuchen auf dem Blech etwa 20 Minuten ruhen lassen, dann in 20 gleich große Stücke schneiden. Die Nussschnitten vom Blech lösen und auf einem Kuchengitter abkühlen lassen. Die Nussschnitten schmecken frisch am besten.

Noch besser schmecken die Nussschnitten, wenn man sie teilweise mit Schokoladenglasur versieht. Den Kaloriengehalt treibt das allerdings auch in die Höhe…

Tipp Für die Weihnachtsbäckerei hat man gewöhnlich eine Reihe von Gewürzen zu Hause. Lebkuchengewürz brauchen Sie dann nicht extra zu kaufen, sondern können es selbst mischen: Es besteht vorwiegend aus Zimt, Gewürznelken, Piment (Nelkenpfeffer), Kardamom, Koriander und Muskatnuss. Diese Gewürze werden gemahlen und gründlich vermischt. Gewürznelken und Piment oder Nelkenpfeffer sind übrigens nicht dasselbe: Gewürznelken stammen von den Blütenknospen des immergrünen Nelkenbaums. Und zu Piment verarbeitet man die pfefferartigen Beeren des tropischen Pimentbaums.

Napfkuchen mit Mandeln und Trockenobst

Pro Stück etwa: 1300 kJ/ 310 kcal, 8 g Eiweiß, 13 g Fett, 38 g Kohlenhydrate, 7 g Ballaststoffe

Für 16 Stücke

150 g getrocknete Bananen • 200 ml Wasser
300 g Weizenvollkornmehl • 200 g Roggenvollkornmehl
1 Würfel frische Hefe (42 g) • 1/2 l lauwarme Milch
100 g Butter • abgeriebene Schale und Saft von 1 unbehandelten Zitrone • 2 Eier • 1 TL gemahlene Vanille • 1/2 TL Salz
2 unbehandelte Orangen • 200 g getrocknete Feigen und Birnen gemischt • 100 g Mandeln
Für die Form: Butter • Mehl
Zum Bestreichen: 50 g Butter • 70 g Birnendicksaft
1 TL Honig

Quellzeit: 3 Stunden Zubereitungszeit: 2 Stunden und 30 Minuten

1 Die Bananen in Stücke schneiden, mit dem Wasser in ein Gefäß geben und zugedeckt etwa 3 Stunden quellen lassen. Dann mit dem verbliebenen Wasser pürieren.

2 Die beiden Mehlsorten in einer Schüssel mischen und eine Mulde hineindrücken. Die zerkrümelte Hefe und 6 Esslöffel Milch in die Mulde geben und mit wenig Mehl vermengen. Den größten Teil des Mehls jetzt noch nicht verarbeiten, sondern die Hefemischung zugedeckt bei Zimmertemperatur etwa 15 Minuten gehen lassen.

3 Die restliche Milch mit der Butter in einem Topf bei schwacher Hitze erwärmen, bis die Butter geschmolzen ist.

4 Die aufgegangene Hefemischung mit dem restlichen Mehl in der Schüssel vermengen. Die abgeriebene Zitronenschale, den Zitronensaft, die Milch-Butter-Mischung, das Bananenpüree, die Eier, die Vanille und das Salz dazugeben und alles mit den Knethaken des Handrührgeräts etwa 10 Minuten kneten, bis der Teig Blasen bildet und sich vom Schüsselrand löst. Den Teig zugedeckt bei Zimmertemperatur ca. 1 Stunde ruhen lassen, bis sich sein Volumen etwa verdoppelt hat.

5 Inzwischen die Orangen dünn abschälen und die Schalen grob hacken. Die Feigen und die Birnen fein zerkleinern. Die Mandeln hacken. Alle diese Zutaten mit einem Kochlöffel oder mit den Händen unter den Teig mischen.

6 Eine Napfkuchenform von etwa 24 Zentimeter Durchmesser mit Butter ausstreichen und die Innenseiten mit Mehl bestäuben. Den Teig hineinfüllen und zugedeckt 15 Minuten gehen lassen.

7 Die Form auf einen Rost in den kalten Backofen (unten) stellen. Den Ofen auf 180 °C (Umluft 160 °C, Gas Stufe 2–2 1/2) schalten. Den Kuchen etwa 1 Stunde und 20 Minuten backen.

8 Mit einem Holzstäbchen die Garprobe machen: Das Stäbchen in die Mitte des Kuchens stechen und wieder herausziehen. Wenn keine Teigreste daran haften bleiben, ist der Kuchen gar. Den Kuchen aus dem Ofen nehmen, etwa 10 Minuten stehen lassen, dann vorsichtig mit einem Messer aus der Form lösen und auf ein Kuchengitter stürzen.

9 Die Orangen auspressen. Den Saft mit der Butter, dem Birnendicksaft und dem Honig in einen Topf geben und bei schwacher Hitze unter Rühren erwärmen, bis sich alle Zutaten miteinander verbunden haben. Den noch heißen Kuchen mit der Saftmischung bestreichen, bis sie aufgebraucht ist.

Es muss ja nicht immer so süß sein: Das Trockenobst gibt dem Kuchen eine erstaunlich frische Note.

TIPP Der Napfkuchen ist auch für Diabetiker geeignet, denn er ist nur mit Obst gesüßt.

Kokosnusstorte

Pro Stück etwa:
1600 kJ/
380 kcal,
9 g Eiweiß,
18 g Fett,
44 g Kohlen-hydrate,
6 g Ballast-stoffe

Zubereitungs-zeit: 2 Stunden und 10 Minuten Ruhezeit:
4 Stunden

Für 16 Stücke
100 g Butter · 50 g Carobtafel · 4 Eier · 100 g Zuckerrohr-granulat · abgeriebene Schale von 1/2 unbehandelten Orange · 2 EL Orangensaft · 1 Prise Salz · 1 TL Lebkuchen-gewürz · 300 g Kokosraspel · 150 g Weizenvollkornmehl 1/2 Päckchen Backpulver · 1/2 l Milch
Für die Creme: 300 g entsteinte Trockenpflaumen
1/8 l ungesüßter Fruchtsaft · abgeriebene Schale und Saft von 1 unbehandelten Orange · 2 EL Zitronensaft 500 g Magerquark · 1 EL Honig · 2 EL Orangenlikör (nach Belieben) · 250 g Sahne · 50 g Kokosraspel
Für die Form: Butter · Pergamentpapier

1 Für den Teig die Butter in einem kleinen Topf bei mittlerer Hitze zerlassen, aber nicht bräunen und anschließend lauwarm ab-kühlen lassen. Die Carob-tafel auf einem Brett fein hacken.

2 Die Eier und das Zu-ckerrohrgranulat mit den Quirlen des Handrühr-geräts etwa 5 Minuten auf höchster Schaltstufe verrühren, bis sich das Granulat vollständig aufgelöst hat. Die abge-riebene Orangenschale, den Orangensaft, das Salz und das Lebkuchen-gewürz unter die Masse mischen.

3 In einer Schüssel die Kokosraspel mit der ge-hackten Carobtafel, dem Vollkornmehl und dem Backpulver vermischen. Diese Mischung abwech-selnd mit der flüssigen Butter und der Milch un-ter den Teig rühren, bis sich alle Zutaten gut verbunden haben.

4 Eine Springform von 26 Zentimeter Durch-messer fetten. Das Per-gamentpapier rund zu-schneiden und den Boden der Springform damit auslegen. Den Teig hineingeben und glatt streichen. Die Form auf einen Rost in den kalten Backofen (unten) stellen. Den Ofen auf 180 °C (Umluft 160 °C, Gas Stufe 2–2 1/2) schalten. Den Kuchen etwa 1 Stunde und 15 Minuten backen.

5 Mit einem Holzstäbchen die Garprobe machen: Das Stäbchen in die Mitte des Kuchens stechen und wieder herausziehen. Wenn keine Teigreste daran haften, ist der Kuchen gar. Den Kuchen herausnehmen, nach etwa 10 Minuten aus der Form lösen und auf ein Kuchengitter stürzen. Etwa 4 Stunden abkühlen lassen.

6 Inzwischen die Trockenpflaumen mit dem Fruchtsaft, der Orangenschale, dem ausge-

pressten Orangen- und dem Zitronensaft in einer Schüssel mischen und etwa 3 Stunden ziehen lassen.

7 Die Pflaumen zusammen mit dem verbliebenen Saft pürieren. Das Püree mit dem Quark und dem Honig vermischen. Nach Wunsch noch mit dem Orangenlikör aromatisieren.

8 Die Sahne mit den Quirlen des Handrührgeräts steif schlagen. Etwa 1/3 davon vorsichtig unter die Pflaumencreme heben.

9 Den Kuchen 2-mal quer durchschneiden, mit der Creme füllen und wieder zusammensetzen.

10 Die Torte mit der restlichen Sahne bestreichen und mit den Kokosraspeln gleichmäßig bestreuen.

Kokosraspel sollten Sie immer im Haus haben – auch für exotische Hauptspeisen. Geschmacksintensiver, aber auch leichter verderblich ist Kokosnussextrakt aus der Dose.

ERNÄHRUNGSINFORMATION Carob gibt es in Reformhäusern und Naturkostläden. Es wird aus den Schoten des Johannisbrotbaums gewonnen und entweder als braunes, kakaoähnliches Pulver, wie Schokolade in Tafeln oder wie Schokostreusel als Raspel angeboten.

Brottorte mit Bananencreme

Pro Stück etwa:
1300 kJ/ 310 kcal,
10 g Eiweiß,
16 g Fett,
30 g Kohlen- hydrate,
5 g Ballast- stoffe

Zubereitungs- zeit: 3 Stunden
Ruhezeit: 4 Stunden

Für 16 Stücke
100 g altbackenes Roggenvollkornbrot • 150 g getrocknete Feigen • 60 g vollfettes Sojamehl • 200 ml kaltes Wasser 2 Eier • 50 g Zuckerrohrgranulat • abgeriebene Schale von 1 unbehandelten Zitrone • 150 g gemahlene Mandeln 1 TL gemahlene Vanille • 1 TL Zimtpulver • 1 EL Carobpulver 1/2 Päckchen Backpulver
Zum Tränken: Saft von 1 großen Orange
Für die Creme: 1/2 l Milch • Salz • 2 Eier • 1 TL gemahlene Va- nille • 50 g Zuckerrohrgranulat • 120 g Weizenvollkornmehl etwas abgeriebene Schale und Saft von 2 unbehandelten Zitronen • 2 Bananen • 100 g getrocknete Datteln 200 g Sahne • 300 g Magerjoghurt
Zum Bestreuen: 100 g Pistazienkerne
Für die Form: Butter • Pergamentpapier

1 Das Vollkornbrot mit dem Reibeisen oder im Blitzhacker sehr fein zer- kleinern. Die Feigen in kleine Stücke schneiden. Das Sojamehl in eine Schüssel geben und sorg- fältig mit dem Wasser ver- rühren.

2 Die Eier trennen. Das Eiweiß mit den Quirlen des Handrührgeräts auf höchster Schaltstufe steif schlagen. Das Zucker- rohrgranulat und die ab- geriebene Zitronenschale unterrühren. Jetzt das Handrührgerät auf die niedrigste Schaltstufe stel- len. Die Eigelbe nachein- ander unter den Eischnee rühren. Esslöffelweise das angerührte Sojamehl dar- unter mischen.

3 Das Brot mit den Man- deln, der Vanille, dem Zimt, dem Carob- und dem Backpulver vermi- schen, auf die Eiermasse geben und vorsichtig un- terheben. Zum Schluss die Feigen darunter mischen.

4 Eine Springform von 26 Zentimeter Durchmesser fetten. Den Boden mit zugeschnittenem Pergamentpapier auslegen. Den Teig in die Form geben und glatt streichen. Die Form auf den Rost in den kalten Backofen (unten) stellen. Bei 180 °C (Umluft 160 °C, Gas Stufe 2–2 1/2) etwa 1 Stunde und 20 Minuten backen.

5 Mit einem Holzstäbchen die Garprobe machen: Das Stäbchen in die Mitte des Kuchens stechen und wieder herausziehen. Wenn kein Teig daran haftet, ist der Kuchen gar. Die Torte aus dem Ofen nehmen, nach 10 Minuten aus der Form lösen und auf einem Kuchengitter etwa 4 Stunden ruhen lassen.

6 Die Milch mit etwas Salz erwärmen, aber nicht aufkochen.

7 Die Eier mit der Vanille und dem Zuckerrohrgranulat in einem zweiten Topf verrühren. Das Mehl und die Zitronenschale darunter mischen. Die heiße Milch unter Rühren dazugießen. Den Topf auf die Kochstelle setzen und alles unter Rühren erhitzen, bis die Creme dickflüssig ist. Anschließend abkühlen lassen.

8 Die Bananen mit einer Gabel zerdrücken und mit dem Zitronensaft vermischen. Die Datteln entkernen und hacken. Die Sahne mit den Quirlen des Handrührgeräts steif schlagen.

9 Die Torte einmal horizontal durchschneiden und mit dem Orangensaft tränken.

10 Die Hälfte der Creme mit den Bananen, den Datteln, dem Joghurt und etwa der Hälfte der Sahne vermischen. Die Torte damit füllen und wieder zusammensetzen.

11 Die restliche Creme mit dem Rest der Sahne vermischen und die Torte damit bestreichen. Die Pistazienkerne hacken und auf die Torte streuen.

Selbstverständlich können Sie – sofern Sie sie auftreiben – auch frische Datteln für die Füllung verwenden.

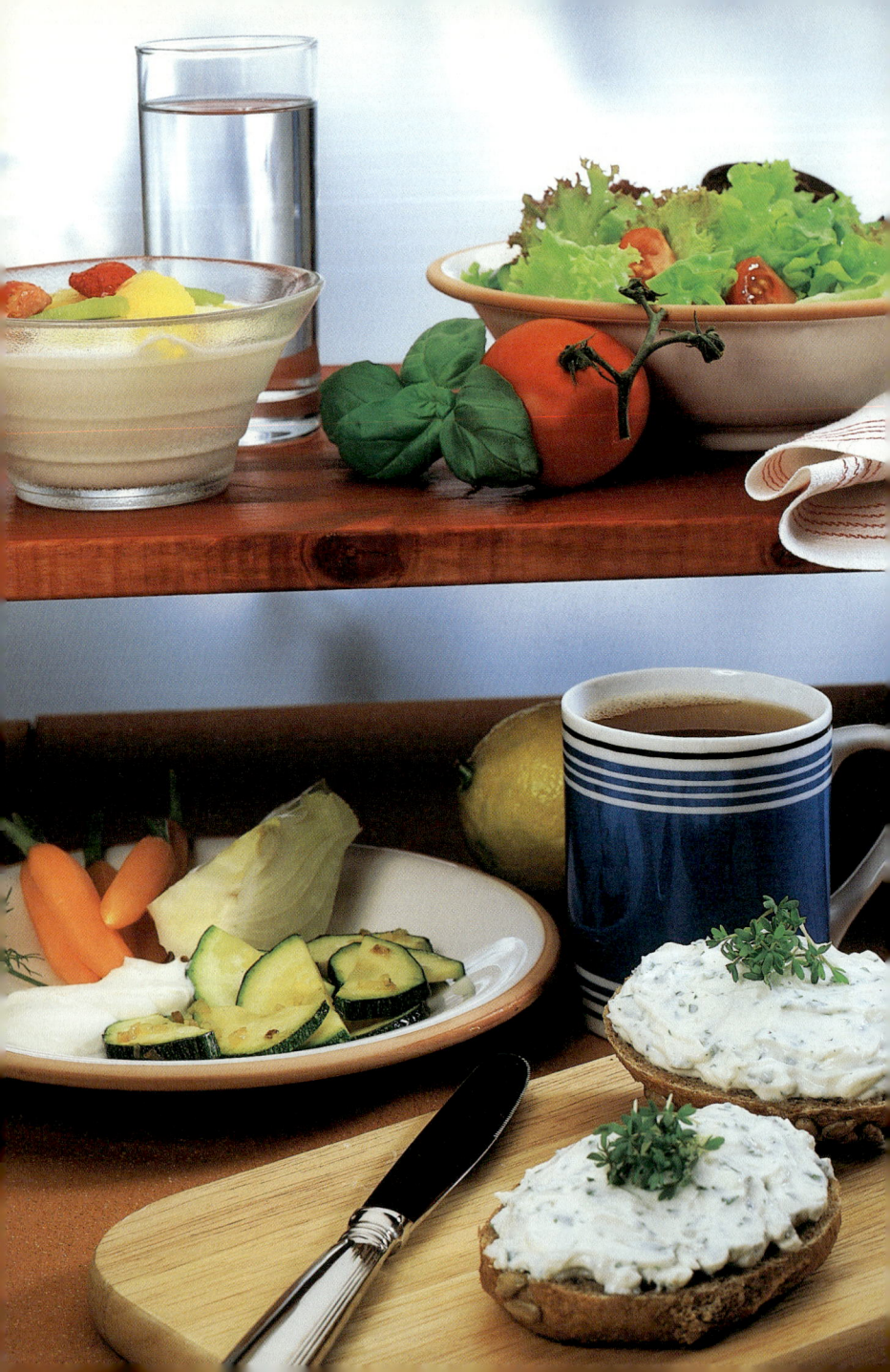

Tagespläne und Tabellen

Die Deutsche Gesellschaft für Ernährung (DGE) rät, insgesamt 30 bis 50 Gramm Ballaststoffe pro Tag zu sich zu nehmen. Um diese Empfehlung leicht für Ihre Ernährung nutzen zu können, finden Sie hier einige Beispiele für ballaststoffreiche Tagesmahlzeiten zusammengestellt.

ETWA 30 GRAMM BALLASTSTOFFE PRO TAG

- Schrotmüsli mit Äpfeln (Rezept Seite 45)
- Nudeln mit Erbsen und Pilzen (Rezept Seite 58)
- Graupensuppe mit Roter Bete (Rezept Seite 64)

oder

- Grünkernsuppe mit Pilzen (Rezept Seite 65)
- Marinierte Schwarzwurzeln (Rezept Seite 34)
- Brotpudding mit Vanillesauce (Rezept Seite 102)

oder

- Hirse mit Zucchinicurry (Rezept Seite 59)
- Artischocken mit Avocadocreme (Rezept Seite 48)
- Portweinfeigen mit Mandelsahne (Rezept Seite 100)

oder

- Bunter Möhrensalat (Rezept Seite 29)
- Kartäuserklöße (Rezept Seite 107)
- Kichererbsen mit Auberginen (Rezept Seite 82)

oder

- Flockenmüsli mit Beeren (Rezept Seite 96)
- Grüne Bohnensuppe mit Tomaten (Rezept Seite 35)
- Rohkost mit Käsebrötchen (Rezept Seite 33)

30 Gramm Ballaststoffe sind in der Regel ausreichend für gesunde Menschen mit normaler Darmfunktion.

ETWA 40 GRAMM BALLASTSTOFFE PRO TAG

● Flockenmüsli mit Beeren (Rezept Seite 96; in drei Portionen teilen)
● Kartoffelgratin mit Erbsen und Nüssen (Rezept Seite 49)
● Pilaw mit Gemüse (Rezept Seite 68)

oder
● Flockenmüsli mit Beeren (Rezept Seite 96)
● Dicke Bohnen mit Kartoffeln und Nudeln (Rezept Seite 80)
● Spinatsalat mit Sellerie und Brotcroûtons (Rezept Seite 28)
● Rhabarbersoufflé (Rezept Seite 106)

oder
● Flockenmüsli mit Beeren (Rezept Seite 96)
● Süßsaure Linsen mit überbackenen Broten (Rezept Seite 93)
● Grießauflauf mit Johannisbeeren (Rezept Seite 104)

oder
● Schrotmüsli mit Äpfeln (Rezept Seite 95; 1 1/2fache Menge zubereiten)
● Bohnengemüse mit Käsefladen (Rezept Seite 84)

oder
● Schrotmüsli mit Äpfeln (Rezept Seite 95)
● Scharf gewürzte Bohnen aus dem Ofen (Rezept Seite 81)

oder
● Dicke Bohnen mit Eierkuchen (Rezept Seite 89), dazu Weißkohlsalat mit Nüssen (Rezept Seite 27)
● Gratinierter Bulgur mit Nüssen (Rezept Seite 62), dazu Fenchelsalat mit Birnen (Rezept Seite 36)

Menschen mit Verdauungsproblemen oder leichtem Übergewicht sollten nicht weniger als 40 Gramm Ballaststoffe pro Tag zu sich nehmen.

Etwa 50 Gramm Ballaststoffe pro Tag

- Schrotmüsli mit Äpfeln (Rezept Seite 95)
- Bohnenklößchen mit Tomatensalat (Rezept Seite 86)
- Spinatsalat mit Sellerie und Brotcroûtons (Rezept Seite 28)
- Rhabarbersoufflé (Rezept Seite 106)

oder
- Scharf gewürzte Bohnen aus dem Ofen (Rezept Seite 81)
- Rohkost mit Käsebrötchen (Rezept Seite 33)
- Dickmilch mit Ananas (Rezept Seite 96)

oder
- Schrotmüsli mit Äpfeln (Rezept Seite 95; 1 1/2fache Menge zubereiten)
- Brotkuchen mit Weißkohlgemüse (Rezept Seite 70)
- Marinierte Schwarzwurzeln (Rezept Seite 34; Mengen verdoppeln)

oder
- Flockenmüsli mit Beeren (Rezept Seite 96)
- Süßsaure Linsen mit überbackenen Broten (Rezept Seite 93)
- Spaghetti in Käsesahne mit Zucchini-Apfel-Rohkost (Rezept Seite 57)
- Napfkuchen mit Mandeln und Trockenobst (Rezept Seite 110; 1 Stück)

oder
- Flockenmüsli mit Beeren (Rezept Seite 96)
- Bohnensalat mit Gemüse (Rezept Seite 77)
- Marinierte Schwarzwurzeln (Rezept Seite 34)

Für Menschen mit starkem Übergewicht, erhöhtem Cholesterinspiegel oder hartnäckiger Verstopfung sind 50 Gramm Ballaststoffe pro Tag unbedingt erforderlich.

BALLASTSTOFFREICHE LEBENSMITTEL

Die Tabelle zeigt auf einen Blick die Ballaststoffmenge der am häufigsten verzehrten Lebensmittel. Dabei können Sie vergleichen: Naturreis z. B. liefert pro 100 Gramm etwa drei Gramm Ballaststoffe mehr als weißer Reis. Bei Weizenmehl ist der Unterschied noch größer: Vollkornmehl enthält mindestens neun Gramm mehr als das weiße Mehl der Type 405. Die Tabelle zeigt Ihnen noch etwas ganz Wesentliches: Lebensmittel mit weniger Ballaststoffen können energiereicher sein: Weißes Mehl enthält etwa 150 Kilokalorien mehr als Vollkornmehl. Und mit einem weißen Frühstücksbrötchen von etwa 40 Gramm essen Sie etwa 20 Kilokalorien mehr als mit derselben Menge Vollkornbrot. Es stimmt also keineswegs, dass ballaststoffreiche Lebensmittel dick machen, wie man immer wieder hört – ganz im Gegenteil!

Tierische Lebensmittel wie Fleisch, Fisch, Milchprodukte und Käse finden Sie in dieser Tabelle nicht, da diese Produkte keine Ballaststoffe enthalten.

Alle Angaben in der Tabelle sind Durchschnittswerte.

LEBENSMITTEL	KJ	KCAL	BALLASTSTOFFE IN GRAMM
Hülsenfrüchte je 100 g essbarer Anteil			
Weiße Bohnen	1228	294	19,2
Gelbe Erbsen, getrocknet und geschält	1453	347	12
Grüne Erbsen, frisch oder tiefgefroren	280	68	4,1
Kichererbsen	1276	305	9,5
Linsen	1296	310	10,6
Dicke Bohnen, getrocknet	1294	309	22
Tofu	318	76	keine Angaben
Sojamehl, vollfett	1894	453	11,9
Sojamilch	151	36	keine Angaben
Getreide je 100 g essbarer Anteil			
Buchweizenkörner, geschält	1421	340	3,7
Buchweizengrütze	1442	345	2,5
Buchweizenvollkornmehl	1421	340	3,7
Gerstenkörner	1292	292	9,8
Graupen	1266	302	10,7
Grünkernkörner	1340	320	8,8

BALLASTSTOFFREICHE LEBENSMITTEL

LEBENSMITTEL	KJ	KCAL	BALLASTSTOFFE IN GRAMM
Haferkörner	1502	359	5,6
Hafervollkornflocken	1519	363	6,7
Hafergrütze	1513	361	3,6
Hirsekörner	1478	354	4
Maiskörner	1392	333	9,2
Gemüsemais (Zuckermais, frisch oder tiefgefroren	375	90	4
Maisgrieß (Polenta)	1417	339	keine Angaben
Maisvollkornmehl	1392	333	9,2
Geröstete Maisflocken (Cornflakes)	1404	336	4
Naturreis	1455	348	4
Weißer Reis	1452	367	1,4
Parboiled Reis	1141	345	1,4
Roggenkörner	1104	264	13,2
Roggenflocken	1286	307	10
Rogenvollkornmehl (Roggenbackschrot) Type 16,8	1800	1143	273
Roggenmehl Type 815	1254	300	11,3
Roggenmehl Type 997	1251	299	10,8
Roggenmehl Type 1150	1234	295	13,3
Roggenkleie	736	176	47,5
Weizenkörner	1274	304	10,4
Weizengrieß, Bulgur, Couscous	1355	324	5
Weizenvollkornmehl (Weizenbackschrot) Type 1700	1282	306	11,6
Weizenmehl Type 405	1419	339	2,2
Weizenmehl Type 550	1419	339	2
Weizenmehl Type 1050	1382	330	4
Weizenkleie	623	149	53

Brot je 100 g essbarer Anteil

	KJ	KCAL	BALLASTSTOFFE IN GRAMM
Roggenmischbrot	940	225	4,7
Roggenschrot- und Roggenvollkornbrot	864	206	7

BALLASTSTOFFREICHE LEBENSMITTEL

LEBENSMITTEL	KJ	KCAL	BALLASTSTOFFE IN GRAMM
Weißbrot	995	238	3
Weizenmischbrot	968	232	4
Weizenschrot- und Weizenvollkornbrot	870	208	5
Weizenbrötchen	1076	258	3
Weizentoastbrot	1097	262	3
Knäckebrot	1327	318	14
Pumpernickel	840	201	6
Zwieback	1596	380	3

Nudeln je 100 g essbarer Anteil

Eiernudeln	1452	347	3,4
Nudeln ohne Ei	1513	362	keine Angaben
Vollkornnudeln	1435	343	8

Nüsse und Samen je 100 g essbarer Anteil

Erdnüsse, frisch	2390	571	7,1
Erdnüsse, geröstet	2450	586	7,4
Haselnusskerne	2692	643	7,4
Maronen (Edelkastanien)	818	196	1
Kokosraspel	2536	606	24
Mandeln	2507	599	10
Mohnsamen	2012	481	20,5
Ungeschälte Leinsamen	1820	435	4
Paranusskerne	2796	668	7
Pinienkerne	2820	674	1
Pistazienkerne	2500	598	6,5
Sesamsamen	2385	570	11,9
Sonnenblumenkerne	2436	582	6,3
Walnusskerne	2788	666	4,6

Gemüse je 100 g essbarer Anteil

Artischocken	203	49	3
Auberginen	86	21	1,4

BALLASTSTOFFREICHE LEBENSMITTEL

LEBENSMITTEL	KJ	KCAL	BALLASTSTOFFE IN GRAMM
Stangensellerie	49	12	3,6
Blumenkohl, roh	97	23	2,9
Blumenkohl, gegart	96	23	2
Gemüsemais	224	54	4
Bohnen, grün	112	27	3
Brokkoli	100	24	3
Chicorée	48	11	1,3
Chinakohl	45	11	0,9
Blattsalate, z. B. Endivien, Kopfsalat, Feldsalat	49	12	1,5
Erbsen, grün	280	68	4
Fenchel	49	12	3,6
Gartenkresse	164	39	1,7
Grünkohl	119	28	3
Gurken	54	13	0,9
Kartoffeln, gegart	291	70	2,5
Kartoffeln, geröstet	508	121	2
Knollensellerie, roh	92	22	4,2
Knollensellerie, gegart	82	20	4
Kohlrabi, roh	106	25	1,4
Kohlrabi, gegart	91	22	1,5
Lauch (Porree)	110	26	3
Mangold	95	23	2
Meerrettich	254	61	3,6
Möhren, roh	113	27	3,4
Möhren, gegart	125	30	3
Paprikaschoten, roh	83	20	2
Paprikaschoten, gegart	80	19	1,5
Pastinaken	92	22	11,6
Petersilie	253	60	4,3
Radieschen	55	13	1
Rettich	41	10	1,2
Rhabarber	29	7	2
Rosenkohl	124	30	4,4

BALLASTSTOFFREICHE LEBENSMITTEL

LEBENSMITTEL	KJ	KCAL	BALLASTSTOFFE IN GRAMM
Rote Bete, roh	173	41	2,5
Rote Bete, gegart	106	25	2
Rotkohl	86	21	2,5
Sauerkraut	67	16	2,2
Schnittlauch	161	38	6
Schwarzwurzeln	62	15	8
Spargel	23	6	1,5
Spinat	72	18	2,3
Steckrüben (Kohlrüben)	123	29	2,7
Tomaten, roh	73	17	1,8
Tomaten, gegart	83	20	1
Weiße Rüben, roh	68	16	3
Weiße Rüben, gegart	62	15	2
Weißkohl, roh	93	22	2,5
Weißkohl, gegart	85	20	3
Wirsing	104	25	2
Zucchini	79	19	1,1
Zuchtpilze, z. B. Egerlinge, Champignons	62	15	1,9
Zuckermais	224	54	4
Zwiebeln	137	33	3,1

Obst je 100 g essbarer Anteil

Ananas	240	57	1,5
Äpfel, roh und ungeschält	208	50	3
Äpfel, roh und geschält	219	52	2
Aprikosen, frisch	197	47	2
Aprikosen, getrocknet	1073	257	8
Avocados	932	223	3,3
Bananen, frisch	341	81	3
Bananen, getrocknet	1362	326	12
Birnen, frisch	193	46	3
Birnen, getrocknet	890	213	13,5

BALLASTSTOFFREICHE LEBENSMITTEL

LEBENSMITTEL	KJ	KCAL	BALLASTSTOFFE IN GRAMM
Brombeeren	203	49	3,5
Datteln, getrocknet	1143	273	9
Erdbeeren	138	33	2
Feigen, frisch	253	60	3
Feigen, getrocknet	1018	243	10
Grapefruits	182	43	1
Heidelbeeren	362	87	4
Himbeeren	134	32	4,5
Honigmelone	221	53	1
Johannisbeeren, rot	158	38	3,5
Johannisbeeren, schwarz	205	49	6,8
Johannisbeeren, weiß	169	40	3
Kirschen, süß	246	59	2
Kirschen, sauer	209	50	1,1
Kiwis	210	50	2,2
Korinthen, getrocknet	1085	259	7
Mandarinen	188	45	2
Mangos	234	56	1,7
Nektarinen	223	53	2
Oliven, grün	549	131	4
Orangen	183	44	2
Papayas	54	13	1,1
Pfirsiche, frisch	61	39	1,4
Pfirsiche, getrocknet	1161	278	4,7
Pflaumen, frisch	213	51	1,7
Pflaumen, getrocknet	988	236	9
Preiselbeerkompott, ohne Zucker	143	341	2,5
Stachelbeeren	195	47	3
Wassermelone	146	35	0,2
Weintrauben, roh	306	73	1,6
Weintrauben (Rosinen), getrocknet	1174	281	5,4

Impressum

© 1998 Südwest Verlag GmbH in der Verlagshaus Goethestraße GmbH & Co. KG, München

2. Auflage 1998

Alle Rechte vorbehalten. Nachdruck – auch auszugsweise – nur mit Genehmigung des Verlags.

Redaktion:
Bettina Stambader
Projektleitung:
Dr. Alex Klubertanz
Redaktionsleitung und medizinische Fachberatung:
Dr. med. Christiane Lentz
Bildredaktion:
Beate Wagner
Produktion:
Manfred Metzger
Umschlag:
Manuela Hutschenreiter, München
Layout:
Wolfgang Lehner
DTP:
Hubertus von Baer

Printed in Italy
Gedruckt auf chlor- und säurearmem Papier

ISBN 3-517-08013-6

Über die Autorin

Barbara Rias-Bucher ist in München geboren und war nach ihrem Studium in einem Münchner Verlag tätig. Seit 1979 arbeitet sie als freie Foodjournalistin und Autorin für renommierte Buch- und Zeitschriftenverlage. Ihre zahlreichen Bücher zu den Themen »Kochen« und »Ernährung« weisen sie als internationale Expertin im Bereich der modernen Ernährung aus. Ihre Rezepte reichen von kulinarisch-edel bis einfach-raffiniert und sind dank der präzisen Anleitungen auch für den Laien einfach nachzukochen.

Literatur

Lentz, Christiane / Klubertanz, Alex: Knoblauch und Zwiebeln. Südwest Verlag. München 1998

Rias-Bucher, Barbara: Salzarme Küche. Südwest Verlag. München 1998

Roßmeier, Armin / Fronek, Heidrun: Das große Buch der leichten Küche. Südwest Verlag. München 1998

Roßmeier, Armin: Fit und gesund durch fettarme Küche. Südwest Verlag. 2. Auflage, München 1997

Kranz, Brigitte: Früchte – der gesunde Genuss. Südwest Verlag. München 1997

Hinweis

Das vorliegende Buch ist sorgfältig erarbeitet worden. Dennoch erfolgen alle Angaben ohne Gewähr. Weder Autorin noch Verlag können für eventuelle Nachteile oder Schäden, die aus den im Buch gemachten praktischen Hinweisen resultieren, eine Haftung übernehmen.

Bildnachweis

Albrecht, Dirk, Meinerzhagen: Titel, 30, 39, 58, 68, 72, 78, 91, 100, 104, 116; Bilderberg, Hamburg: 11 (T. Ernsting); IFA-Bilderteam, München: 94 (Age); Südwest Verlag, München: 1 (U. Kerth), 14, 21, 26, 41, 52 (K. Newedel); Tony Stone, München: 4 (D. Bosler)